남 녀 모 두
행 복 해 지 는
성 생 활 백 서

거 꾸 로 **섹 스**

거꾸로 섹스

: 남녀 모두 행복해지는 성생활 백서

발행일 2016년 11월 21일 초판 1쇄 발행

지은이 이금정

발행인 강학경

발행처 시그마북스
Sigma Books

마케팅 정제용, 한이슬

에디터 권경자, 장민정, 신미순, 최윤정

기획 · 편집 · 진행 위시리스트(wishbooks@naver.com)

교정교열 산꽃다미

디자인 · 일러스트레이션 장은미

등록번호 제10-965호

주소 서울특별시 영등포구 양평로22길 21 선유도코오롱디지털타워 A404호

전자우편 sigma@spress.co.kr

홈페이지 http://www.sigmabooks.co.kr

전화 (02) 2062-5288~9

팩시밀리 (02) 323-4197

ISBN 978-89-8445-824-6 (03510)

이 도서의 국립중앙도서관 출판예정도서목록(CIP)은 서지정보유통지원시스템 홈페이지(http://seoji.nl.go.kr)와
국가자료공동목록시스템(http://www.nl.go.kr/kolisnet)에서 이용하실 수 있습니다. (CIP제어번호 : CIP2016026146)

* **시그마북스**는 (주)**시그마프레스**의 자매회사로 일반 단행본 전문 출판사입니다.
Sigma Books

남 녀 모 두
행 복 해 지 는
성 생 활 백 서

거 꾸 로 섹 스

산부인과 의사가 들려주는 섹스 이야기　　　의학박사 **이금정** 지음

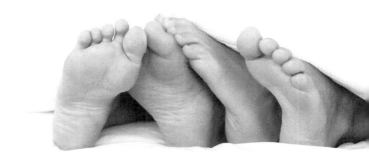

시그마북스
Sigma Books

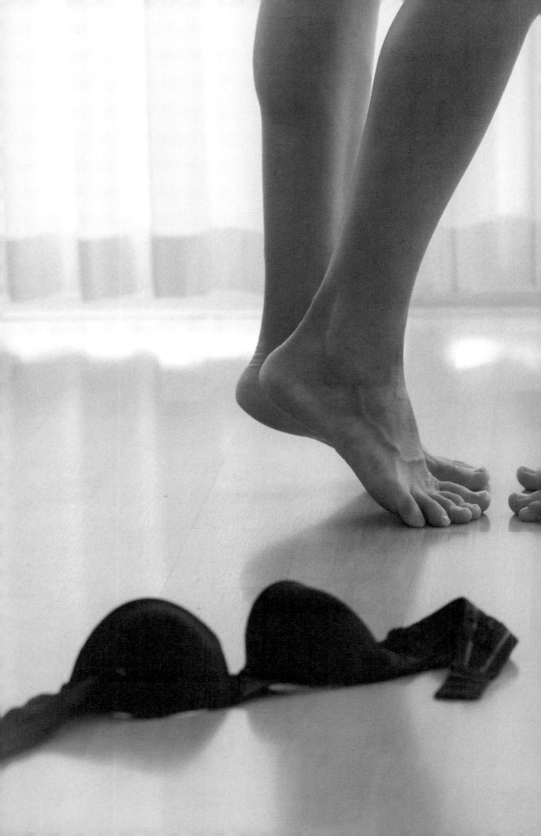

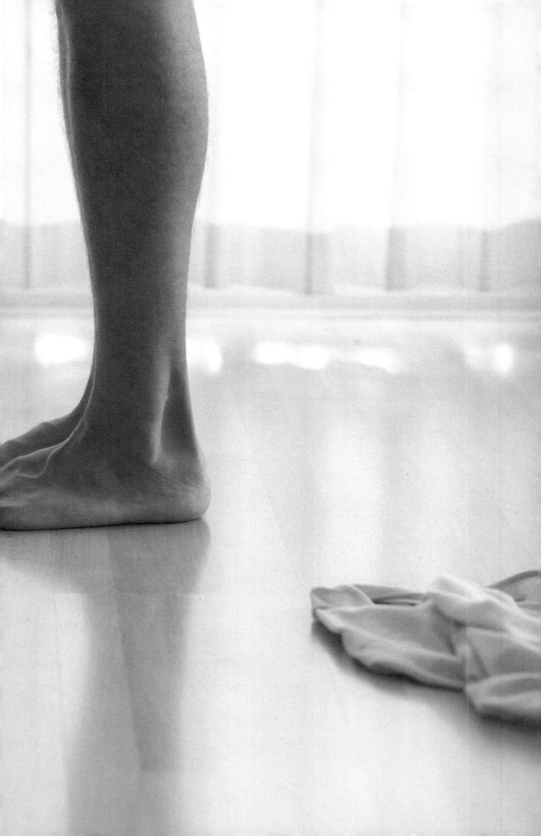

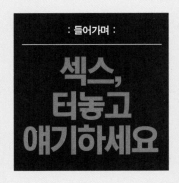

너무 많은 여성이 제 앞에서 웁니다

"제일 가기 싫은 병원은 산부인과예요. 그 다음이 치과고요." 여성들은 흔히 이렇게 말합니다. 그런 말을 하는 분들이 제 고객이며 환자입니다. 저는 산부인과 의사입니다. 환자들은 부인과 질환으로 고생하면서도 산부인과 의사에게 진료 받는 것은 싫어합니다. 결국 자연치유가 되지 않아 병원에 와서 '가렵다', '분비물이 많아졌다', '냄새가 난다', '피가 비친다', '소변을 볼 때 불편하다'는 등의 증상을 말하며 쑥스러워합니다. 웬만하면 피하고 싶은 곳에 온 것을 알기에 저는 조금은 밝게 질문을 해 어색함을 줄이고, 가능한 아프지 않게 질 검사를 하면서 문제점을 해결해주려 노력합니다. 질병에 대한 설명과 치료가 끝나면 "다른 불편함이나 궁금한 점은 없으세요?"라고 물어

봅니다. 그러면 "잠자리가 힘들다"고 하는 분들이 있습니다. 저는 진지하고 조심스럽게, 최대한 편하게 접근하며 구체적으로 물어봅니다. 그녀들은 어색한 웃음을 지으며 "별것 아니에요. 그런데 이런 얘기를 의사 앞에서 해도 되나요?"라며 얘기를 시작합니다. 여성이 자신의 중요한 신체 부위와 연관되어 있는 섹스 얘기를 산부인과 의사가 아니면 누구에게 할 수 있을까요?

남편과의 섹스에서의 단절감. 남편의 손끝만 닿아도 싫어진다는 그녀들. 남들은 행복한 성생활을 하는 것 같은데 자신은 재미도 없고 얘기할 곳도 없고, 가끔은 친한 친구들에게 말해보지만 그녀들의 의견도 비슷하고 거짓말을 하는 것도 같아 별 위안이 되지 않습니다. 섹스가 재미없는 것은 그렇다 치고 아프고 불편하기만 한데 계속 해야 하는지? 이런 문제는 어디에서 해결할 수 있는 걸까요?

별일 아니라는 듯이 이야기를 시작했던 분들이 결국 눈물을 보이곤 합니다. 저도 처음에는 '이분이 많이 힘들었나보다' 정도로 생각했습니다. 하지만 그런 분이 10명이 되고, 100명이 되고, 꾸준히 늘어나면서 '이건 무언가 많이 잘못 되었다'는 생각이 들었습니다. 제 앞에서 울다 가는 분들이 늘어나면서 섹스에 관심을 갖게 되었습니다. 관심을 가지니 알게 되는 것들이 생겼고, 그렇게 알게 된 내용을 적용해보고 상담자들에게 설명하고 친구들에게 이야기하다 보니 많은 사람들이 섹스에 대해 너무 모르고 있으며 제대로 알고 싶어 한다는 것도 알게 되었습니다. 더 많은 것을 정확히 배우기 위해 '야한' 섹스 책과 교과서도 보게 되었습니다. 제 친구들은 아내의 허락을 받고 야한 책으로 공부하는 저를 부러워합니다. 그렇게 공부한 지식과 환자와의 상담을 통해 쌓인 경험으로 책을 만들었습니다. 당신에게

이 책이 조금이라도 도움이 되었으면 좋겠습니다. 제게 눈물을 보이셨던 그분들이 꼭 읽고 좀 더 행복해지시면 좋겠습니다.

섹스를 배운 적이 있나요?

당신은 섹스에 대해 잘 알고 있나요? 얼마나 알고 있어야 잘 아는 수준일까요? 시험을 본다면 이론 시험이 적당할까요, 실습시험이 적당할까요? 문제는 누가 내고, 채점은 어떻게 하면 좋을까요? 체육 대회처럼 순위를 정할 수 있을까요? 당신은 섹스를 잘하나요?

　종종 자신이 섹스를 잘한다는 남자를 봅니다. 무슨 근거로 그렇게 생각하는지 물어보면 삽입한 후 오래 할 수 있다고 대답하는 사람이 있습니다. 삽입 후 사정까지의 시간을 지연시키려면 피스톤 운동을 안 하거나 천천히 하면 됩니다. 그러니 시간으로 평가할 수는 없습니다. "상대방을 (오르가슴으로) 죽여줬다"고 말하는 사람도 있습니다. 하지만 남성은 상대방이 정말로 오르가슴을 느꼈는지, 거짓으로 느끼는 척했는지 알 수 없습니다. 여성의 오르가슴은 남성의 사정과 달리 눈에 보이는 것이 아니라 본인이 아니고서는 확실히 알기 어렵습니다.

　섹스를 잘한다고 말하는 여성은 상대적으로 적습니다. 여성의 경우 자신이 상대방을 만족시켜야 한다기보다는 남성이 여성에게 오르가슴을 선사해야 한다고 생각하는 경우가 더 많기 때문인 것 같습니다. 남성이 알아서 여성에게 섹스를 해줘야 한다고 생각하는 것 같습니다.

만일 섹스를 잘한다고 생각한다면 누구에게 인정을 받은 것인가요? 섹스 파트너가 인정을 해줬나요? 혹시 그 상대방이 당신에게 잘 보여야 하는 이유를 갖고 있지는 않았나요? 당신을 떠나지 못하게 해야 한다거나, 돈이 오고가는 등의 관계였거나, 아니면 당신 이외의 섹스 파트너가 없었던 건 아닐까요?

상대방이 예전 사람보다 더 잘한다고 얘기해줬다는 사람도 있습니다. 그런데 예전 파트너가 너무 심하게 못해서 평균 이하인 당신이 잘하는 것이라고 평가 받은 것은 아닐까요? 절대적인 평가를 하려면 끝도 없을 겁니다. 설령 누가 더 빨리 오르가슴에 도달하게 하는지 시간을 쟀다고 해도 상대방의 조건이 같을 수 없기에 평가를 할 수 없습니다. 섹스를 잘한다는 것은 상당히 주관적인 견해입니다.

섹스는 서로 원하는 바를 이루었을 때 비로소 잘하는 것이 됩니다. 본인과 상대방을 모두 오르가슴에 도달하게 하면 잘하는 것이겠지요. 그런데 만일 본인은 못 느끼더라도 상대방은 확실히 오르가슴을 느끼게 해주면 섹스를 잘하는 걸까요? 그런데 상대방이 정말 원했던 것이 본인만의 오르가슴일까요? 상대방 역시 당신의 오르가슴을 더 중요하게 여기고 있다면 당신은 스스로의 오르가슴을 못 느꼈으니 섹스를 잘한 것이 아닐 겁니다. 서로 원하는 바를 제대로 이룬 것이 아니니까요.

산부인과에는 임신을 위해 배란 시기를 알려고 오는 여성들이 있습니다. 그 순간 섹스의 가장 큰 목적은 임신입니다. 임신을 위해 배란일을 잡고 섹스를 했는데 임신에 성공하지 못했다면 그들은 섹스를 못하는 커플이라고 평가해야 할까요?

우리는 섹스에 대해 모르는 게 많은 것 같습니다. 그런데 섹스에 대해 모르는 것을 당연하게 여깁니다. 섹스 문제로 상담하러 온 환자에게 섹스에 대해 배운 적이 있는지 물어보면 "그런 것도 배우냐?"며 당황해합니다. 당연한 얘기지만 거의 모두가 배운 적이 없다고 대답합니다. 당신은 섹스를 배운 적이 있습니까? 있다면 누구에게 배웠습니까? 그분은 섹스를 가르쳐줄 정도로 지식이 있는 분이었습니까?

무엇이든 배워서 능숙하게 잘하는 데 걸리는 시간에는 개인차가 있습니다. 자전거를 배우는 데 1주일이 걸릴 수 있고, 젓가락질을 배우는 데 1년이 걸릴 수도 있고, 50m를 35초 안에 수영하는 데 5년이 걸릴 수도 있습니다. 10년 이상 영어를 공부하고도 외국인을 만나면 입이 잘 열리지 않기도 합니다.

수영을 배우지 못한 사람이 강에 빠지면 죽게 될 가능성이 큽니다. 스키나 보드는 그나마 괜찮습니다. 초보자가 상급자 코스에 갔다가 급한 경사를 보고 자신이 없어지면 타지 않고 걸어 내려오면 됩니다. 처음부터 수영을 잘하거나 스키를 탈 수 있는 사람도 있을 겁니다. 하지만 배우지 않고 강에 들어가거나 산 정상에서 스키를 탔다가는 죽을 고생을 하게 되는 것이 일반적입니다. 그렇기에 우리는 수영은 수영강사에게, 스키는 스키강사에게 배웁니다. 아니면 얕은 물이나 경사가 완만한 곳에서부터 서서히 시작합니다. 그러면서 수영이나 스키의 재미를 알게 되고 주위 사람들에게도 추천합니다. 즐길 수 있으니 재미가 있습니다. 그런데 섹스는 어떤가요? 할 줄 몰랐는데 하다 보니 재미있어졌나요? 하지만 배우자가 재미 없다고 한다면 어떻게 해야 할까요? 영어는 몇 년을 배워도 어렵다고 하면서 섹스는 배우지 않고도 재미있기를 바란다니 이상하지 않나요?

섹스가 처음부터 재미있었던 사람도 있을 겁니다. 또 처음에는 재미가 없다가 점점 재미를 느끼게 된 사람도 있을 겁니다. 하지만 제 진료실에서 눈물을 보인 분들은 재미가 없어졌거나 처음부터 지금까지 재미가 없다는 분들뿐이었습니다. 그들은 처음부터 강에 빠졌거나 산 정상에서 스키를 탄 사람과 마찬가지인 것 같습니다.

그분들에게 섹스 문제를 치료하고 싶은지 물어보면 "그건 어디서 치료하나요?"라고 묻거나 "그냥 이대로 살래요. 제겐 그 문제가 중요하지 않아졌습니다"라고 대답합니다. 그냥 이대로 살기로 한다면 앞으로도 계속 힘들게 살아야 합니다. 이를 개선하려면 본인뿐만 아니라 파트너의 노력과 의지가 필요하고 정확한 정보를 알아야 합니다.

부모님과 선생님들은 어른이 되면 저절로 알게 된다고 하셨습니다. 그런데 나이가 들고 이제는 섹스를 그만 두고 싶을 정도로 싫어졌는데도 여전히 잘 모릅니다. 나이가 들면 저절로 알게 된다고 말한 이유는 그분들도 잘 몰랐기 때문입니다. 나이 들어도 모른다는 것을 알게 될 것이라는 말이었던 겁니다. 하지만 '왜 살아야 하는지?'와 같은 철학적인 질문은 죽을 때까지 모르겠지만 섹스는 조금만 노력하면 알 수 있습니다.

1920년 인도에서 8세와 15세 정도로 추정되는 늑대 소녀 두 명이 발견되었습니다. 늑대들과 생활하면서 두 발이 아닌 네 발로 걷고 뛰던 그들은 소설 『정글북』의 늑대소년 모굴리와 달리 인간을 이해하지 못하고 일찍 죽고 말았습니다. 두 발로 걷는 것조차 보고 배우지 않으면 못하는데 하물며 섹스를 보고 배우지 않고서 잘할 수 있을까요? 그런데 왜 우리는 제대로 배우려 하지 않는 걸까요?

무엇을 배워야 할까요?

섹스에 대해 얘기를 하다 보면 무엇을 어디서 배워야 하는지 모르는 것을 답답해하는 사람이 많습니다. 학교나 텔레비전에서 가르쳐주는 것도 아니고, 책을 사서 공부해본 적도 없기 때문입니다. 야한 영화나 재미를 위한 음담패설에서 어설프게 배울 뿐입니다. 그렇게 배운 섹스가 사랑을 시들게 할 수도 있습니다. 배움의 기본은 원리를 아는 것이지만 남들이 하는 것을 보고 배우는 모방이 더 쉽습니다. 모방은 인류가 배움을 얻는 가장 좋은 방법이었습니다. 그런데 대부분 남성의 욕망을 위해 제작된 포르노를 보고 배우기에 잘못된 섹스를 하고 있습니다. 건전한 에로영화를 보고 배웠다고요? 영화의 섹스 장면은 아름다운 장면을 위한 연출이지 우리가 실제로 하는 섹스와 같은 진실한 모습은 아닐 수 있습니다.

아기는 걷는 법을 배우기 위해 2천 번도 넘게 넘어진다고 합니다. 그렇게 넘어지면서 안전하게 넘어지는 법도 배우고 서서 유지하는 법도 배우고 결국 걷는 법을 배웁니다. 섹스 또한 처음에는 만족스럽지 못했더라도 여러 번 하다 보면 만족스러운 섹스를 할 수 있게 될 것이라고 어른(?)들은 생각했지만 섹스는 여전히 불만족입니다. 주변에 두 발로 걷는 인간이 없었던 늑대소녀는 늑대를 따라 네 발로 걸었습니다. 섹스에 대해 잘 모르는 사람들의 방식을 따라 살아간다면 죽을 때까지 섹스의 즐거움을 모르고 살 겁니다. 늑대소녀는 결국 두 발로 걷는 세상에 적응하지 못했지만 우리는 배움을 통해 적응할 수 있습니다. 우리가 각자의 방법으로만 섹스를 한다면 아무리 열심히 한다고 해도 네 발로 걷는 수준일 뿐입니다. 걷는 것은 혼자만의 문제이지만 섹스는 둘의 문제이기에 잘못된 방식을 지속해서는 안 됩니다.

섹스의 기본 원리를 알기 위해서는 인간의 해부학적 구조를 먼저 알아야 합니다. 야해 보이지만 사실 아무것도 없습니다. 요즘 일부 남성들이 가족 분만 형태의 분만법으로 자신의 2세가 질에서 태어나는 장면을 봅니다. 생명 탄생의 과정에서 여성의 질에 대한 환상이 깨지고 진실을 알게 되듯이 인체에 대한 환상이 깨진 사람에게 남성과 여성의 생식기는 그다지 아름답지 않습니다. 하지만 섹스의 원리를 알고 제대로 이해한다면 그 경이로움에 놀라고 정말로 아름답다는 것을 알게 될 겁니다. 아름다움이란 아름다움에 대한 뇌의 생각입니다.

거꾸로 섹스하기?

새로운 섹스의 기술을 말하려는 게 아닙니다. 기존에 해왔던 섹스에 대한 접근을 조금 다르게 바꿔보자는 것입니다. 그로 인해 눈물을 흘리는 여성을 줄이고, 눈물을 흘리게 만든 줄도 모르는 남성을 줄이자는 것입니다.

책 제목이 '거꾸로 섹스'라고 말했을 때 주위 사람들의 반응이 재미있었습니다. '무엇을 거꾸로 하는 거지?', '물구나무서서 하는 거야? 그거 재미있겠는데!' 제목만 들어도 사람들은 재미있어했습니다. 그동안의 틀에 박힌 섹스에서 벗어남으로써 움츠러들었던 뇌가 자극을 받는 것 같았습니다.

이 책은 저의 또 다른 책인 『거꾸로 다이어트』와 비슷합니다. '거꾸로 다이어트'는 잘못된 방법으로 다이어트를 시도하고 있기에 실패하고 있음을 밝히고, 기존의 방식과 생각을 거꾸로 바꿔 잘 먹고 운동을 덜 함으로써 살을 빼는 다이어트 방식입니다. 마찬가지로 '거꾸로 섹스'는 지금까지 해온 섹스 방식이 재미가 없다면 이제 거꾸로 접근함으로써 재미를 찾자는 것입니다. 『거꾸로 다이어트』가 다이어트의 제대로 된 원리를 설명하여 '거꾸로 방식'을 이해시켰듯이, 『거꾸로 섹스』 또한 우리가 하는 섹스 방식의 이유와 목적을 설명할 것입니다. 이 책을 읽고 섹스에 대한 생각에 작은 변화가 생긴다면 섹스 방식에 변화를 주세요. 그동안 서로에게 문제가 되었던 섹스 문제들이 이 책을 계기로 조금이나마 해결이 되면 좋겠습니다.

직장인들이 제일 많이 먹는 점심 메뉴가 김치찌개라고 합니다. 제일 익숙하게 주문하는 메뉴지만 계속 김치찌개만 먹지는 않습니다. 된장찌개를 시키기도 하고, 자장면을 먹기도 하고, 쫄면을 먹기도 합니다. 섹스 또한 제일 재미있는 방식으로 하다가 가끔 다른 방식으로 하면 됩니다. 질 삽입 섹스를 주로 해왔다면 가끔은 손으로 하거나 오랄 섹스를 하면 됩니다. 본인이 원하고 파트너도 원한다면 항문 섹스를 해도 됩니다. 지금까지 남성 위주의 섹스를 해왔다면 여성 위주의 섹스를 하면 됩니다.

섹스에 대한 생각 변화로 인해 파트너가 느끼는 섹스 기술이 좋아져서 당신이 외도를 했나 의심한다면 책에서 배웠다고 말하세요. 성교육을 받은 분들이 그 방식을 시도하니 "오늘은 어떻게 된 거예요?"라며 상대방이 더 만족해했다고 합니다. "당신을 위해 따로 배웠어"라고 말했을 때 상대방이 행복해했다는 말을 많이 듣습니다. 어차피 만족스럽지 않았던 섹스는 과거일 뿐이고 중요한 것은 앞으로의 섹스입니다. 지금까지 해왔던 방식 때문에 힘들었다면 생각을 바꾸고 다르게 접근해야 합니다. 이 책을 통해 견해 차이를 줄이고 서로를 위하는 섹스를 할 수 있기를 바랍니다.

당신은 파트너를 위해 영화를 같이 보러 가거나 취미를 공유하고, 요리학원에 다니기도 하고, 열심히 일을 해 돈을 벌고 있을 겁니다. 파트너를 위한 행위는 결국 당신이 더 행복해지는 방법이었습니다. '거꾸로 섹스'를 배운다면 그 혜택은 파트너가 받는 것이지만 그를 통해 당신이 더 많은 것을 얻게 될 것을 저는 확신합니다.

인간의 기본 욕구는 식욕, 성욕, 수면욕이라고 합니다. 그 기본 욕구 중 성욕을 다스리기 위한 여행을 떠나보겠습니다. 여행이라고 생각하면 공부가 재미있어집니다. 이 여행을 통해 당신이 본능을 이해하고 충족시키는 방법을 알게 되길 바랍니다. 이 책이 당신을 충분히 흥분시키면 좋겠습니다.

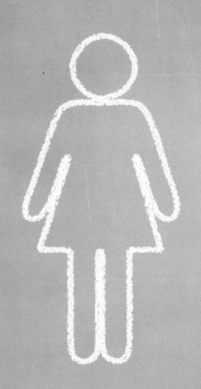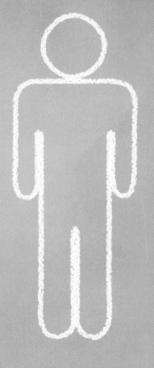

차 례

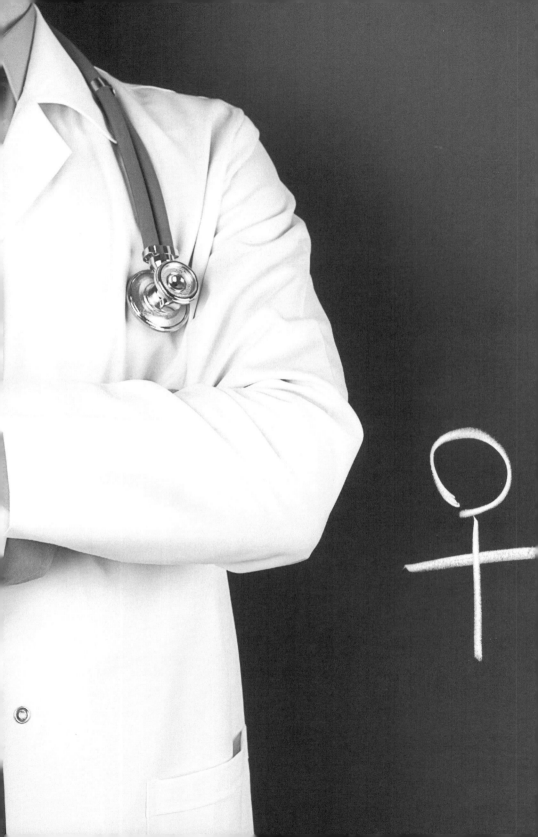

1

여성의 몸,
여성의 섹스

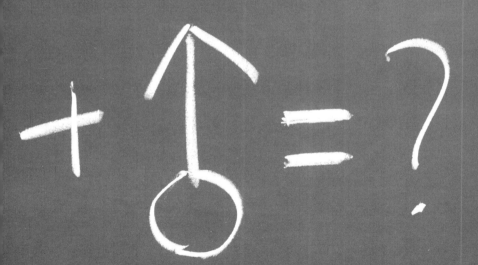

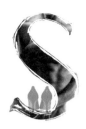

첫 경험이 어땠나요?

———— 첫 경험을 물으면 대부분 처음 삽입 섹스를 했을 때를 말합니다. 하지만 저는 첫 경험이란 삽입 섹스가 아니라 섹스에 대해 처음으로 눈을 뜨게 되는 상황이라고 생각합니다. 즉 성에 대한 개념을 받아들였을 때나 성에 대한 개념은 없더라도 남성의 경우 발기나 몽정, 여성의 경우 가슴이 발달하고 초경을 했을 때가 성에 대한 첫 경험이라고 봅니다. 이 성에 대한 첫 경험과 삽입 섹스의 첫 경험을 모두 합치면 흔히 말하는 첫 성경험이 완성됩니다. 이런 첫 성경험들이 즐거움이었다면 섹스를 좀 더 편하게 받아들일 것이고, 좋지 않은 기억이라면 섹스에 대한 개념이 어두워질 것입니다.

섹스에 대한 개념을 어둡게 만드는 것으로 섹스를 지저분하게 보는 집안 분위기나 사회 문화, 자위행위에 대한 부정적인 시각, 원하지 않은 성관게, 종교적인 개념 등이 있습니다. 이런 요소들이 당신의 첫 경험을 행복하지 않게 만든 것은 아닌지 생각해보세요.

사춘기 남학생들은 여성의 생식기에 세 개의 구멍이 있음을 알고 놀라곤 합니다. 남성처럼 구멍이 두 개, 즉 항문과 질이 있고 질에서 소변을 보는 줄 알고 있었는데 소변을 보는 요도와 질이 구분되어 있다는 사실이 이질적으로 다가오는 것입니다. 사춘기 남학생들이 또 한 번 놀라는 부분은 여성의 외음부가 유방처럼 아름답지 않다는 것입니다. 사진이나 영상을 통해 본 여성의 외음부가 동물처럼 생겼다고 생각하기도 합니다. 하긴 인간이 동물이지 무엇이겠습니까? 어쨌든 남성은 여성의 외음부를 정말 궁금해하면서 자신만의 상상으로 모양을 이해합니다.

여성은 어떨까요? 자신의 외음부를 직접 본 경험이 있는 분들이 얼마나 될까요? 남성은 소변을 보거나 샤워를 할 때 자신의 성기를 보면서 친숙해집니다. 하지만 여성은 거울을 사용해 일부러 관찰하지 않고서는 본인의 성기를 직접 보기 어렵습니다. 상담을 받는 여성 중 다수가 자신의 성기를 본 적이 없었습니다. 씻을 때는 외음부를 통째로 문지르거나 샤워기의 강한 수압으로 씻으려고 합니다. 남성들이 보고 싶어 안달하는 그곳을 늘 볼 수 있는 여성 스스로가 잘 안 본다는 것도 남성에게는 아이러니입니다.

그리고 남성은 소변을 보기 위해 자신의 생식기를 수시로 만지지만 여성은 자신의 질 안을 만져보지 않는 사람이 더 많습니다. 부모님, 선생님으로부터 만지면 안 된다고 배웠기 때문입니다. 만지면 안 된다는 교육의 효과는 실로 대단합니다. 내과전문의이자 현재 대학교수인 어느 친구는 전문의 수련 기간에도 배꼽을 씻지 않았습니다. 부모님에게 "배꼽을 씻으면 배가 아프다"고 배웠기 때문입니다. 그 친구는 의사지만 말 잘 듣는 아들이었기에 편견의 틀을 깨기 힘들었습니다. 복부를 수술할 때 배꼽에 꿉꿉한 냄새가 나는 덩어리를 담고 있는 여성을 볼 때마다 교육이 중요하다는 것을 다시 한 번 깨닫게 됩니다. 배꼽의 때를 씻는다고 배가 아프진 않습니다. 그 친구도 요즘은 배꼽을 씻고 있습니다.

우리는 눈에 보이는 배꼽의 때도 씻지 말라는 어른들의 말을 잘 듣는 문화에 살고 있습니다. 그렇다면 눈에 보이지 않는 질은 어떨까요? 자신의 질을 관찰해보기는커녕 질 안을 만져보지도 않고 탐폰도 넣어보지 않은 여성이 남성의 발기된 페니스가 본인의 질 안으로 들어가는 것을 두려움과 고통 없이 받아들일 수 있을까요? 산부인과에서 검사를 위해 넣는 질경과 초음파 기계는 남성의 페니스보다 훨씬 가는데도 불구하고 질 안에 넣는 것을 두려워하는 여성이 많습니다. 하물며 어떻게 남성의 페니스를 삽입하는 첫 경험을 편하게 받아들일 수 있겠습니까?

상담을 받는 여성 중에는 질 안에 손가락을 넣거나 클리토리스를 만져본 여성이 상당히 드뭅니다. 물론 상담을 받는 여성들은 성생활에 어려움을 갖고 있는 여성들이기에 자위행위를 비롯한 섹스 활동에 더 폐쇄적일 수 있습니다. 하지만 일반적으로 자위행위를 하는 여성의 비율은 남성에 비해 훨씬 낮습니다. 섹스에 대한 미국 최초의 보고서라 할 수 있는 『킨제이 보고서』에는 20세 남성의 92%가 자위행위를 하지만 같은 연령의 여성은 33%만이 자위행위를 한다고 되어 있습니다. 『킨제이 보고서』가 발표된 지 60년이 넘었고 현대로 올수록 자위행위를 하는 여성이 많아졌지만, 남성보다 여성이 자신의 신체를 직접 만지는 데 소극적인 것은 여전합니다.

여성의 성기, 얼마나 알고 있나요?

──────── 여성의 성기는 양쪽 허벅지 안쪽 불룩한 지방 모양의 대음순에서 시작합니다. 대음순과 안쪽 소음순을 포함한 여성 성기의 모양은 매우 다양합니다. 소음순의 좌우가 비슷한 형태도 있지만 비대칭도 있으며, 표피의 색도 붉은 색에서 검은 색까지 다양합니다. 사람마다 얼굴이 다르고 지문이 다르듯 여성의 소음순도 모두 다른 모양입니다.

여성의 성기에서 꼭 기억해야 할 부분은 소음순의 위쪽 표피 아래에 숨어 있는 클리토리스음핵입니다. 남성의 귀두와 동일한 기관으로, 여성 오르가슴의 근원이기에 꼭 알고 있어야 합니다. 클리토리스의 크기는 여성마다 차이가 있는데, 크다고 오르가슴에 더 잘 도달하는 것은 아닙니다. 눈으로 확인할 수 있는 클리토리스는 남성의 귀두에 비해 작지만 수천 개의 신경이 집중되어 있습니다. 또한 숨겨진 부분이 90%입니다. 성적으로 흥분하면 겉에서 보이는 부분이 부풀어 오르는 것처럼 안 보이는 부분도 커집니다. 여성

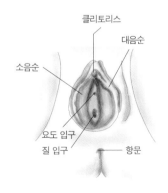

| 여성의 성기 |
사람마다 조금씩 다르게 생겼습니다.

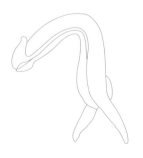

| 클리토리스의 전체 형태 |
몸 안에 숨겨진 부분이 전체의 90%입니다.

이 흥분하면 클리토리스가 충혈되어 그 사이로 지나가는 요도를 자극하므로 소변이 마려운 느낌이 들 수도 있습니다. 섹스를 할 때 소변이 마려운 느낌이 자주 있다면 섹스 전에 소변을 보면 됩니다. 좀 더 편하게 섹스에 집중할 수 있을 것입니다.

클리토리스 밑에 있는 작은 구멍이 방광으로 연결되어 소변이 나오는 요도이고, 요도 밑의 큰 구멍이 질 입구입니다. 항문으로부터 질이나 요도 입구까지의 거리가 남성에 비해 짧기에 여성은 요도를 통해 방광염, 질을 통해 질염이나 골반염에 종종 걸릴 수 있습니다. 방광염을 일으키는 대부분의 원인이 대장균, 즉 대장과 대변에 있는 균입니다. 만일 요도나 질이 남성과 비슷한 구조여서 항문에서 멀리 떨어져 있다면 여성의 질염이나 방광염이 그렇게 자주 발생하지는 않았을 겁니다.

질 입구 안을 보면, 점막에 의한 주름이 많은 질도 있고 생선 알처럼 올록볼록해 보이는 질도 있습니다. 생선 알처럼 보이는 경우 일본에서는 청어

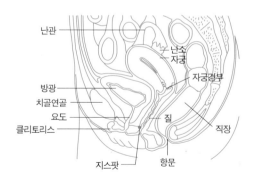

| 여성 생식기의 내부 구조 |

알 질이라 하여 남성을 만족시키는 명기라고 알려져 있는데 정말 명기인지는 모르겠습니다. 주름은 나이가 들면서 줄어듭니다.

여성의 질은 바깥쪽 3분의 1과 안쪽 3분의 2로 나눠볼 수 있습니다. 바깥쪽 3분의 1은 감각이 있고 안쪽 3분의 2는 감각이 없습니다. 또한 바깥쪽 3분의 1은 골반 회음 근육이 둘러싸고 있어서 여성 스스로 조일 수 있지만 안쪽 3분의 2는 조일 수 없습니다. 이는 매우 중요한 정보입니다.

그리고 현대 성의학의 최대 관심사인 지스팟G-spot이 있습니다. 관심사가 된 이유는 지스팟이 있다고 주장하는 성의학자와 없다고 주장하는 성의학자가 팽팽히 나뉘었기 때문입니다. 현재는 거의 지스팟의 존재를 인정하는 분위기입니다. 1950년 독일의 그라펜베르그Grafenberg가 발표했기에 G-spot이라고 하며, 질 입구로부터 4~5cm 안쪽, 손가락 첫마디에서 두 마디 정도로 11시 방향위에서 보았을 때는 요도 아래 우측에 위치합니다. 지속적인 자극을 받으면 지스팟이 커지는 여성도 있고 발견되지 않는 여성도 있습니다. 정확한 이유는 계속 연구를 해야 밝혀지겠지만 저는 여성의 다양성을 의미하는 부분이라고 생각합니다.

질 안쪽 끝은 자궁이 막고 있는데 자궁과 질이 만나는 부분이 자궁경부입니다. 자궁경부는 모양이 동그랗고, 작은 구멍이 있습니다. 자궁경부를 평소에 건드리면 아프지만 오르가슴을 느낄 때 자극하면 즐거움을 느끼는 여성이 있다고 합니다. 하지만 오르가슴을 느끼는 데 꼭 필요한 기관은 아닙니다. 자궁 적출 후 오르가슴이 더

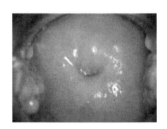

| 자궁경부 | 남성의 귀두와 모양이 비슷하지만 같은 역할을 하는 기관은 아닙니다.

힘들어졌다고 하는 분도 있고, 오히려 섹스 만족도가 증가했다고 하는 분도 많습니다. 지스팟이 없어도 오르가슴을 느끼는 이유와 같습니다.

성기 이외에 여성의 성기능에 중요한 역할을 하는 기관으로 유방이 있습니다. 유방은 유두, 유륜, 유방의 세 부분으로 나눌 수 있습니다. 남성에게는 여성의 성적 매력을 느끼게 하는 부분이지만 해부학적으로는 척추에 부담을 주는 기관입니다. 남성들은 유방에 엄청난 환상을 가지고 있고 그 환상을 이해하는 여성들도 유방의 크기와 모양에 많은 애정을 가지고 있어 유방 성형 수술의 비율은 상당히 올라가고 있습니다. 포르노나 섹스 책에서는 유방과 유두를 강하게 쥐거나 깨물어 여성에게 즐거움을 줄 수 있는 것처럼 묘사하지만 이는 잘못된 상상입니다. 여성의 유두는 이빨이 없는 아기가 빨아도 자칫하면 통증이 느껴지고 염증이 발생할 만큼 연약한 부위입니다. 가능한 부드럽게, 상처받지 않게, 사랑을 담아 만져야 합니다.

여성이 오르가슴을 느끼면 옥시토신이라는 호르몬이 분비되어 자궁이 수축합니다. 옥시토신은 유두와 유방을 자극할 때도 분비되는데 이를 이용하여 임신 중 태아의 상태를 검사하기도 합니다. 유두에 지속적인 자극을 주어 규칙적인 자궁 수축을 일으키는 것입니다. 물론 옥시토신을 혈관으로 직접 주입하는 방법이 더 수월합니다. 오르가슴을 느낄 때 자궁의 수축에 관여하는 옥시토신의 분비에는 유방과 유두를 강하게 물고 빠는 자극이 아니라 부드러운 자극이 도움이 됩니다. 분만 후 아기가 유두를 빨면 모유가 나오는데 이때도 옥시토신이 분비됩니다. 그래서 옥시토신을 사랑의 호르몬이라고도 부릅니다.

당신의 질 안을 만져보세요

─────── 지금 성인이 된 여성들은 어렸을 때부터 처녀막이 파손되면 안 된다고 배웠습니다. 파손되면 출혈이 될 뿐 다른 의미는 없어야 하는데 행여 처녀가 아닌 것으로 의심 받을까봐 조심하면서 질 입구도 함부로 만지지 않습니다. 클리토리스를 포함한 외부 생식기를 만지는 것 또한 좋지 않은 행동이라고 알고 있습니다. 그 결과 여성은 자위행위를 안 좋게 생각하고 섹스에 대해서도 편하게 생각하지 못하게 됩니다. 종종 여성의 외부 생식기를 검사하다 보면 클리토리스를 싸고 있는 표피 밑으로 백태가 껴있는 경우가 있습니다. 표피 밑을 잘 씻지 않는 여성입니다. 남성은 귀두에 백태가 끼면 염증을 일으키고 여성에게는 자궁경부암을 일으킬 수 있다고 알려져서 열심히 씻고 심지어 포경 수술도 합니다. 여성도 표피 밑을 잘 씻어야 질염 발생을 줄일 수 있습니다. 과도한 표피로 인해 백태가 지속적으로 끼는 경우 산부인과에서는 질염 예방 및 재발 방지를 위해 표피 절제 수술을 합니다. 남성으로 치면 포경 수술입니다.

질 건강을 위해서는 질 안을 함부로 만지지 않는 것이 좋기는 합니다. 건강한 여성의 질 안에는 주로 락토바실루스Lactobacillus, 유산간균이 포함된 혼합세균총이 있어서 pH 3.8~4.2 정도가 유지됩니다. 만일 질 안을 함부로 씻으면 건강을 유지해주는 혼합유산균들이 죽게 돼 산성도가 중성화되고 외부 균에 의한 감염으로 질염 증상이 악화될 수 있습니다. 질염이 자주 재발해 병원에 오는 분들 중에는 질 안을 수돗물이나 비눗물로 씻는다는 분이 많습니다. 수돗물은 pH 7.45 정도로 질 안의 산성도를 중성으로 바꾸기 때문에 수돗물로 질 안을 씻으면 일시적으로 깨끗하게 느껴질 뿐 건강에는 해롭습니다. 하물며 pH 12 정도인 비눗물을 넣는다는 것은 질의 유산균에게 지옥을 보여주는 것과도 같습니다. 수영을 오래 했더니 질 안에 물이 들어가서 질염이 걸렸다고 오는 분도 꽤 많습니다. 정말 그랬을까요? 항문과 직장 사이에 괄약근이 있어서 외부의 물이 항문으로 쉽게 들어갈 수 없는 것처럼 질 안으로도 물이 잘 들어가지 않습니다. 산부인과 검사를 할 때도 기구를 이용해 일부러 열어야 질 입구가 외부에 노출됩니다. 그러니 수영은 편한 마음으로 해도 됩니다. 그런데 수영을 오래 하면 왜 질염에 자주 걸릴까요? 아마 과도한 운동으로 인해 몸의 면역력이 악화되었거나 다른 요인이 동반되었기 때문일 겁니다. 또는 수영 후 샤워를 하면서 질 안까지 수돗물로 씻었기 때문일 가능성이 훨씬 높습니다.

섹스 후 질 안에 고인 정액을 물로 씻어내는 분들도 있습니다. 정액을 씻어냈으니 마음은 편할 수 있지만 질 안 환경에는 좋지 않습니다. 그렇다고 질 안에 손가락을 넣어 씻는 것이 나쁘다는 의미는 아닙니다. 수돗물과 같은 중성 액체가 들어가는 것이 안 좋다는 겁니다. 질 안은 질 세정제로 씻는 것이 좋습니다. 세정제의 기본 개념은 질 산성도를 유지시키는 것입니다. 그를 위해 질에 젖산Lactic acid을 공급하는 것이 좋습니다. 하지만 대부분의 세정제가 너무 향에 집중하고 있어 안타깝습니다. 세정제는 향이 중요하지 않습니다. 젖산을 제대로 공급해 유산균이 잘 살 수 있는 환경을 만들어주는 것이 중요합니다.

유산균을 복용하는 것도 좋은 효과가 있습니다. 유산균은 박테리아의 일종이지만 몸에 이로운 작용을 합니다. 유해균의 작용을 억제하는 유산균을 복용하면 장 건강도 좋아지고 비만도 개선되며 질 안 환경도 좋아질 수 있습니다. 여러 논문에 따르면 유산균을 복용했을 때 질염의 치료율도 좋고 재발률도 떨어졌습니다. 유산균은 음료수로 복용하면 위에서 죽고 장에까지 도달하기 힘드니 캡슐 형태로 드시는 것이 좋습니다.

여성의 생식기 관리법을 그동안 잘못 알고 있었다면 이제 제대로 알게 되었을 겁니다. 그럼 질 안으로 손가락을 넣어도 된다는 것도 확신하게 되었으리라 생각합니다. 손가락을 넣어도 된다는 사실을 알아야 남성과의 섹스가 두렵지 않게 됩니다. 부인과 진료를 하다 보면 검사를 위해 질경을 넣거나 초음파 기구를 넣을 때 두려워하는 분이 많습니다. 사실 질 입구를 조이는 근육의 힘을 빼면 조금 불편한 정도지 아프지는 않은데 두려움에 긴장해서 질과 배에 힘을 준 상태에서 질경이 들어가기에 통증을 느끼는 경우가 많습니다. 질 안에 무언가를 넣으면 안 된다고 생각하고 있거나 처음 삽입할 때 많이 불편했기 때문일 거라고 생각됩니다.

산부인과 치료약에는 입으로 먹는 약과 질 안에 넣는 약이 있습니다. 물론 같은 작용을 합니다. 질에 대한 두려움을 극복시키기 위해 저는 종종 먹는 약 대신 질 안에 넣는 연고나 질정을 처방합니다. 생리대 대신 템포를 처음 사용할 때 한 번에 성공하는 여성은 별로 없습니다. 하지만 한두 개 버리면서 시행착오를 거치다 보면 결국 편하게 넣을 수 있습니다. 마찬가지로 손가락 한 개, 다음에는 두 개를 넣을 수 있다면 섹스에 대한 긴장감이나 두려움이 조금은 사라질 겁니다. 자신의 손가락이 들어가도 된다면 파트너의 손가락이 들어가도 될 것이고 발기된 페니스 또한 들어가도 된다고 생각을 진행시키기 바랍니다. 무섭지 않습니다. 즐거울 수 있습니다.

질이 대장과 같은 내장기관이라니?

───────── 저는 여성의 질을 검사할 때면 질이 소장과 대장 같은 내장기관이라는 생각을 하게 됩니다. 소장이나 대장과 모양이 유사할 뿐 아니라 유산균도 있기에 그렇습니다. 락토바실루스라는 유산균은 대장과 여성의 질에 있습니다. 이 유산균이 잘 살아있으면 질염에 걸리지 않지만 줄어들면 질염에 걸리는 것은 마치 장에 유산균이 없으면 설사를 하고 유산균이 잘 살아 있으면 정상적인 변을 보는 것과 비슷합니다.

선천성 기형으로 질이 없는 경우가 있습니다. 소변은 볼 수 있지만 삽입 가능한 질이 없는 것입니다. 피부를 이식해 질을 만들 수 있는데 인공적으로 만든 질은 다시 닫히는 경우가 많아 질 확장기를 오래 사용해야 합니다. S자형 대장_{소화기관은 식도, 위, 소장, 대장으로 이루어지고, 대장의 끝 부분이 S자 모양으로 직장 위가 바로 S자형 대장입니다}의 일부분을 잘라내 질로 만드는 방법도 있습니다. 이렇게 하면 질이 닫힐 확률이 적어 질 확장기를 오래 사용하지 않아도 되고, 피부 이식도 필요 없어 한 번의 수술로 성형이 가능하기에 많이 선호되는 방법입니다. 물론 배를 열어서 대장을 잘라야 하는 불편함이 있습니다.

질이 없는 경우 대장을 이용해 질을 만들 수 있다는 것을 이해하면 여성의 질에 그렇게 큰 의미를 두지 않게 됩니다. 질은 자궁에 도달하기 위한 통로이자 페니스를 받아들이기 위한 공간일 뿐입니다. 물론 반대로 생각하면 그 정도로 소중한 기관일 수 있습니다. 질 입구를 보고 아름답다고 생각할 수 있지만 산부인과 의사에게 여성의 질을 보는 것은 병을 확인하여 치료하기 위한 과정일 뿐입니다. 위 내시경으로 위의 점막을 보면서 아름답다고 생각하는 사람은 드물 겁니다.

제가 아는 어떤 남자는 삽입 섹스가 아닌 오랄 섹스만 원합니다. 더구나 자신이 오랄 섹스를 받는 것만 원하지 해주는 것도 싫어합니다. 질이 지저 분하게 느껴져 싫다는 겁니다. 아마 그분에게는 질이 유산균보다는 대변으로 차 있는 내장기관처럼 생각되나 봅니다. 저에게는 질이 점막으로 잔주름이 있고 분비물이 나오며 유산균이 살아 있는 내장기관으로 보입니다.

산부인과 의사가 남자라서 불편한가요?

——— 가끔 남자친구와 함께 진료를 받으러 오는 여성이 있습니다. 그런데 한 번은 남자친구가 "제 여자친구의 소중한 곳을 다른 남자가 보는 것이 싫습니다. 여의사에게 진료를 받고 싶습니다"라고 한 적이 있습니다. 여자친구가 자기 소유물일까요? 물론 남자의사도 남자입니다. 그 남자친구는 의사를 자신의 경쟁상대로 봤나 봅니다. 물론 민감한 상황이니 이해를 못하는 것은 아닙니다. 환자 중에도 남자의사의 진료를 거부하는 경우가 있습니다. 그런데 의사는 환자를 섹스 상대로 보지 않습니다. 남자의사를 섹스의 경쟁상대로 본다면, 동성애자 여의사는 어떻게 생각할 건가요? 동성애자인 남자의사는요?

가족 분만이라 하여 남편이 분만에 참여하는 경우가 있습니다. 그런데 질을 통해 아기가 태어나는 모습을 지켜본 남편이 한동안 부인과의 성생활에 어려움을 느끼는 경우가 있습니다. 여성이라는 존재를 환상 속에 넣어두었다가 분만이라는 실질적인 생식기의 역할을 보게 되어 나타나는 현상입니다. 제가 의사로 환자를 진찰할 때는 질병에 걸렸는지 알아보기 위해 열심히 관찰합니다. 여성이 아닌 환자로, 여성의 생식기가 아닌 질병을 앓고 있는 기관으로 볼 뿐입니다. 산부인과 의사는 환자의 얼굴을 잘 기억하지 못합니다. 하지만 환자의 질 모양은 종종 기억합니다. 이렇게 말하면 변태라고 말하는 사람들도 있습니다. 그 사람들이야 사랑의 대상을 얼굴로 먼저 확인해야 하기 때문이겠지만 산부인과 의사에게는 질환의 대상이 질이기에 치료를 위해 더 잘 기억하게 된 것뿐입니다. 치과의사가 치아배열로 환자를 기억하는 것과 마찬가지입니다.

만일 남자 산부인과 의사에게 진찰을 받고 수치심을 느낀 여자 환자가 고소를 했는데 그 의사가 동성애자라면 법은 어떻게 판결을 내릴까요? 남자 비뇨기과 의사에게 페니스 검사를 받은 남자 환자가 성적 수치심을 느꼈다며 신고할 수 있습니까? 여자 비뇨기과 의사에게 진료를 받은 남자 환자는요? 의사가 성범죄자가 될 수 없다는 말은 아닙니다. 의사로서 진찰을 하는 일의 특수성을 알아주셨으면 좋겠습니다. 물론 피해자가 없어야 하는 것이 우선입니다. 예쁜 친딸을 섹스의 대상으로 보는 아빠는 거의 없지만 정말 드물게 성폭행을 하는 아빠도 있습니다. 그렇다고 모든 아빠를 딸에게서 격리하지는 않습니다.

산부인과는 생식기와 관련된 모든 증상을 진료하는 곳이자 불편하고 미심쩍은 점에 대해 상담할 수 있는 곳입니다. 생식기에 평소와 다른 증상이나 불편함이 있다면 의사의 성별에 큰 의미를 두지 말고 망설임 없이 찾아 편하게 진료를 받으면 좋겠습니다.

여성만 방광염에 걸리는 이유

──────── 학생 때는 방광염과 골반염의 원인균이 대장, 직장, 항문에 있는 대장균이라는 것을 무조건 외웠습니다. 전문의가 되어 실제 진료를 하면서 여성들은 대장균으로 고생하는데 남성들은 대장균과는 상관없는 삶을 사는 것이 이상하다는 생각이 들었습니다. 남성은 페니스가 있어서 대변의 대장균이 요도를 감염시키지 못합니다. 여성도 요도가 항문에서 멀리 위치해 있다면 방광염에 걸리지 않을 텐데 왜 요도가 항문 근처에 있어서 힘들게 사는 것인지, 또 질이 항문 근처가 아닌 다른 곳에 있다면 골반염의 위험에 노출되지 않을 텐데 왜 여성만 대장균의 위험에 항상 노출된 상태로 살게 된 것인지 궁금해졌습니다.

초기 인류에게는 여성의 항문, 질, 요도가 가까운 것이 문제가 되지 않았을 겁니다. 네 발로 걷는 개나 고양이 등을 보면 항문이 공기 중에 노출되어 있습니다. 공기 중에 노출되어 있으면 대장균이 항문에 묻어 있어도 금방 말라서 죽습니다. 즉 항문이 질과 요도 근처에 있더라도 방광염이나 골반염을 일으키기는 힘듭니다. 그런데 인간은 직립 보행을 하면서 항문을 노출하지 않게 되었습니다. 공기와 햇빛에 대한 항문 노출이 없어지면서 항문에 대장균이 축축한 상태로 남게 되어 쉽게 질과 요도까지 이동하게 되었습니다. 즉 골반염과 방광염은 인간이 선택한 두발 보행으로 인해 여성이 손해를 보게 된 질환입니다.

가끔 질 검사를 하다 보면 항문에 남아있는 대변 찌꺼기가 묻어 있는 경우가 있습니다. 깨끗이 닦지 않았거나 항문 안에 남아있던 대변의 일부가 밖으로 나왔기 때문일 겁니다. 어떤 경우이건 두발 보행으로 인해 자연스럽게 말릴 수 없게 된 대장균 덩어리이니 대변을 본 후에는 깨끗이 닦고 1~2시간 뒤에 한 번 더 닦는 게 좋습니다. 가능하면 배쪽에서 등쪽 방향으로 닦는 것이 더 좋습니다. 이렇게 질에 도달하는 대장균의 원리를 이용해서 만들어진 것이 질 유산균제입니다. 위에서 죽지 않고 소장을 지나 대장에 도달한 질 유산균은 항문에서 질에 도달할 수 있는 겁니다.

평소에는 대장균을 잘 이겨내더라도 몸 상태가 좋지 않으면 골반염이나 방광염에 쉽게 걸리게 됩니다. 그 이유는 아마 면역력 저하와 어떤 원인에 의한 피부 상재균 감소로 인해 대장균이 항문에서 질 입구나 요도까지 쉽게 옮겨지기 때문일 겁니다. 질과 항문 사이인 회음부에는 축축하지 않은 상피세포가 있고 피부 상재균이 있어 대장균이 번지기 힘듭니다. 또한 여성의 질에는 유산균이 살고 있어 대장균의 침범을 막을 수 있습니다. 이렇게 대장균의 감염을 막을 수 있는 여러 가지 인자들이 제대로 수행되지 않으면 질염, 방광염, 골반염에 걸릴 수 있습니다. 이를 예방하기 위해서는 평소에 회음 부위의 때를 밀거나 살균제를 사용해 피부 상재균을 심하게 죽이지 말고 흐르는 물로 잘 닦아내는 정도가 좋다고 생각합니다. 또한 병균의 침입을 막아주는 질 내 유산균이 잘 살도록 도와주어야 합니다. 그래서 저는 질과 회음 부위에 비데를 사용하지 말 것을 권합니다. 항문은 깨끗이 씻어야 하지만 그 외 부위는 대장균의 공격을 막는 방법으로 관리해야 합니다. 또 한 가지, 항문을 깨끗이 닦는다고 해서 질병이 덜 발생하는 것 같지는 않습니다. 잘 말려야 합니다.

분만이 질에 미치는 영향

———— 여성의 질은 입구부터 끝까지의 직경이 대부분 같습니다. 그러다 임신과 출산 후에는 넓어집니다. 적절한 관리와 운동을 통해 바깥쪽 3분의 1은 분만 전 수준으로 돌아오지만 관리가 안 되면 늘어납니다. 질 안쪽 3분의 2는 본인의 노력과 상관없이 넓어진 상태가 유지되기 쉽습니다. 그로 인해 많은 분들이 분만 후 질이 넓어졌다고 말하고 수술을 위해 병원에 옵니다. 분만 후 성 만족도가 증가했다는 여성도 있지만 다수는 질이 넓어져 성 만족도가 떨어졌다고 말합니다. 넓어진 것이 문제일 수도 있지만 질과 항문을 둘러싸고 있는 골반 회음 근육이 약해져서 문제가 되는 경우가 더 많습니다. 질 안을 내진하거나 질압 측정기로 검사를 해보면 수축력이 상당히 떨어져 있음을 알 수 있습니다. 팔이나 다리에 골절을 입어 한 달 정도 깁스를 하고 나면 근육이 약해져 힘이 떨어지듯 운동을 못한 골반 근육도 그럴 수 있습니다. 분만 후에 통증과 육아에 지쳐 골반 근육을 수축하는 운동을 안 하면 근육이 약해져 힘이 떨어지는데 이로 인해 본인과 상대방의 성 만족도가 떨어지게 됩니다. 가장 좋은 방법은 스스로 골반 근육을 강화하는 운동을 하는 것입니다. 골반 근육 강화에 도움이 되는 요가 자세를 집중적으로 하거나 케겔 운동 등을 하면 좋습니다. 혼자서 잘 되지 않는다면 섹스클리닉의 도움을 받는 것도 괜찮습니다. 섹스클리닉에는 골반 근육을 강화하기 위해 다양한 치료 시설이 있습니다. 헬스클럽에서 PTPersonal Training를 받는 이유와 비슷합니다.

분만 후 골반 회음 근육이 약해져 질이 넓어지면 아무래도 남성이 자극을 덜 받게 됩니다. 남편에게 "한강에서 하는 것도 아니고 가서 수술 받고 와라!"라는 심한 말까지 들었다는 분도 있었습니다. 아기를 낳느라고 넓어진 건데 남편의 배려 없음이 안타깝습니다. 너무 힘들게 고생하지 말고 섹스클리닉을 찾아 상담을 받는 것도 좋은 방법입니다. 노력으로 극복되지 않는 부분도 있기 때문입니다.

다리 꼬지 마세요

───────── 어느 날 진료 중 한 여성의 왼쪽 소음순이 더 크고 두껍다는 것을 발견했습니다. 소음순을 벌려보니 오른쪽 소음순이 커진 왼쪽 소음순의 안쪽에 자국을 남겨놓은 것이 보였습니다. 소음순 비대칭은 아래쪽보다는 위쪽의 크기 차이가 더 많습니다.

소음순은 태어날 때 대부분 양쪽의 크기와 모양이 같지만 자라면서 한쪽이 더 커지기도 합니다. 그런데 크기가 달라졌다는 것은 다른 자극이 가해졌다는 의미일 겁니다. 어떻게 소음순에 다른 자극이 주어졌을까요? 걷거나, 뛰거나, 자전거를 타거나, 섹스를 할 때는 거의 같은 자극이 주어집니다. 그런데 다리를 꼬고 앉을 때는 소음순 양쪽에 다른 자극이 주어집니다. 오른쪽 다리를 위로 꼬고 앉으면 왼쪽 소음순은 오른쪽 소음순의 자극을 받지만 오른쪽 소음순은 왼쪽 소음순뿐만 아니라 허벅지 상피세포의 자극도 받게 됩니다. 소음순끼리의 자극은 문제가 없지만 허벅지 피부의 자극은 소음순의 비대를 유발하는 것 같습니다. 오른쪽 소음순이 커졌다면 오른쪽 다리를 위로, 왼쪽 소음순이 커졌다면 왼쪽 다리를 위로 해서 꼬고 앉는 버릇이 있을 수 있습니다. 다리를 꼬고 앉으면 더 섹시해 보이고 다리가 길어 보이기도 합니다. 악동뮤지션은 피가 안 통하고 다리가 저리니 다리 꼬지 말라고 노래하지만 저는 소음순이 짝짝이가 될 수 있으니 다리 꼬지 말라고 하겠습니다. 물론 다리를 꼬고 앉아도 문제없는 여성들도 있습니다. 세상은 공평하지 않으니까요. 뭘 해도 예쁜 여성들을 따라 하다가는 문제가 더 악화됩니다. 비대칭이 심해지면 수술을 받아야 할 수도 있기 때문입니다.

처녀막이 파괴될까봐 걱정이세요?

─────── 많은 남성들이 처녀막에 대한 환상을 갖고 있지만 처녀막이 어떻게 보이는지 제대로 알고 있는 분은 적습니다. 의사들도 잘 모릅니다. 처녀막에 대해서는 별로 설명할 필요가 없긴 하지만 처녀막이 첫 성관계에 의해 파손된다는 환상에 취해 있는 남성들로 인해 여성들이 피해보지 않기를 바라는 마음과 치료해야 하는 처녀막이 있기에 설명을 조금 하겠습니다. 치료해야 하는 처녀막은 드물지만 질 입구를 막고 있는 경우입니다. 그런 경우에는 생리를 하더라도 생리가 질 밖으로 나오지 못하기 때문에 처녀막을 절개하는 수술을 해 개방해야 합니다.

맥캔McCann 등의 보고에 따르면 처음 성관계 시 43% 정도가 피를 흘렸고 57%는 처녀막이 늘어날 뿐 찢어지지는 않는다고 합니다. 실제로 진료를 하다 보면 성경험이 있는 여성이더라도 처녀막이 보존되어 있는 경우를 종종 봅니다.

또 모든 여성이 막으로 막혀 있는 것은 아닙니다. 처녀막이라기보다는 반지 모양의 처녀링이라고 하는 것이 더 맞습니다. 그 처녀링이 섹스를 한다고 해서 반드시 찢어지는 것은 아닙니다. 4년 전 여덟 살짜리 아이가 놀이터에서 놀다가 놀이기구에 처녀막이 찢겨 출혈이 멈추지 않아 내원했던 적이 있습니다. 그녀의 처녀막이 손상되었다고 하여 처녀가 아닌 것은 아닙니다. 자전거를 타다가도 찢어질 수 있고 섹스를 해도 안 찢어질 수 있는 것이 처녀막입니다. 당신이 가지고 있는 처녀막에 대한 환상은 누가 심어준 걸까요? 제대로 알고 있지 않았다면 바로잡아야 합니다. 더군다나 친자 감별이 가능한 시기에 처녀인지 여부가 과연 중요할까요? 2011년 2월 서울가정법원은 아내의 일기장을 통해 결혼 전 다른 남자와의 성관계 사실을 알고 이혼을 요청한 남자에게 이혼 사유가 안 된다는 판결을 내렸습니다. 세상의 인식을 반영하는 것이 법률이지만 제일 천천히 바뀌는 것이 법률이기도 합니다. 법적인 판단에서도 순결 여부가 중요하지 않은데 처녀막은 무슨 의미가 있겠습니까?

종종 처녀인 여성들이 생리통이 심하거나 배가 아파서 진료를 보러 옵

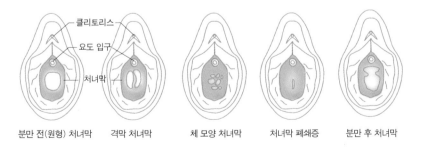

| 분만 전 (원형) 처녀막 | 격막 처녀막 | 체 모양 처녀막 | 처녀막 폐쇄증 | 분만 후 처녀막 |

| **처녀막의 모양** | 사람에 따라 다양한 모양이며 모든 여성이 막혀 있는 것도 아닙니다.

니다. 산부인과에서는 주로 질 초음파를 통해 자궁과 난소를 확인합니다. 성경험이 있는 경우에는 문제가 없지만 성경험이 없는 경우에는 초음파 기계에 의한 처녀막 손상 가능성을 고려해야 합니다. 초음파 기계는 페니스보다 작기에 처녀막 손상 가능성이 거의 없지만 처녀막이 커서 질 입구가 좁은 경우에는 처녀막 파열의 가능성이 있습니다. 이런 경우 복부 초음파를 봅니다. 하지만 복부 초음파는 질 초음파에 비해 선명도가 떨어집니다. 그래서 의사들은 복부 초음파로 잘 안 보일 경우 질 초음파만큼 선명하게 자궁과 난소를 볼 수 있는 항문 초음파를 보기도 합니다.

그런데 처녀막 손상이 두려워 항문 초음파를 본다는 것에 대해서는 고민을 좀 해봐야 할 것 같습니다. 남성의 성기에 의해 처음으로 처녀막이 손상되는 것과 초음파 기기에 의해 처녀막이 손상되는 것의 차이는 무엇일까요? 능숙한 남성과 처음 성관계를 가진다면 여성을 좀 더 부드럽게 다루기에 처녀막 손상 가능성이 줄어듭니다. 그에 비하면 페니스보다 훨씬 작고 부드러운 초음파 기기로 인해 처녀막이 손상될 가능성은 정말 낮습니다. 그렇지만 행여 보호자나 환자가 문제 삼을까봐 의사들은 성경험이 없는 여성에게는 질 초음파를 잘 권하지 않습니다. 환자나 보호자 또한 처녀막 손상을 걱정하며 안 보려고 합니다.

결국 질 초음파는 안 된다고 하면서 항문 초음파는 허락합니다. 어떤 포르노 영화에서 남자가 여자에게 항문 섹스를 요구하자 여자가 항문 섹스는 결혼을 해야만 허락할 수 있다고 질 섹스만 허락하는 장면을 본 적이 있습니다. 항문은 남편에게만 허락할 수 있다는 것이었습니다. 그녀에겐 질보다 항문이 더 소중했나 봅니다. 누군가 영화를 통해 처녀막에 대한 환상을 깨고 싶었는지도 모르겠습니다. 모든 것이 인간의 생각에 달려 있는 것이니까요. 하지만 처녀막에 대한 일반적인 인식을 바꾸기는 어렵기에 우리는 처녀막을 소중히 보존하려고 합니다. 하지만 처녀막에 대한 환상을 깨뜨린다면 첫 경험은 처녀성을 바치는 육체적인 개념이 아니라 단지 처음으로 섹스를 한 관계로 남게 되는 것입니다. 나의 처녀성을 바친, 나의 동정을 바친 관계가 아니라 그 당시에 내가 사랑했던 사람으로 남는 것입니다.

엄밀히 말해 여성의 처녀막을 확실히 파괴하는 사람은 그녀의 첫 아이입니다. 섹스나 과격한 운동, 상처로 일부분이 파괴된 처녀막, 또 삽입 섹스로도 파괴되지 않았던 처녀막은 분만에 의해 확실히 파괴됩니다. 처녀막이 그렇게 중요하다면 첫 아이를 둘째 아이보다 더 귀하게 여겨야 할 것입니다. 삽입 섹스에도 처녀막이 살아 있는 여성이 제왕절개로 아이를 분만한다면 죽을 때까지 처녀막을 보존한 채로 살아가는 겁니다. 처녀막이 어떻게 생겼는지 모르는 남성과 자신의 처녀막을 직접 본 적 없는 여성에 의해 더 큰 환상이 심어지나 봅니다.

클리토리스 오르가슴 도달하기

───── 여성의 성기 중 가장 중요하게 기억해야 하는 기관은 클리토리스입니다. 남성의 사정에 귀두 자극이 중요하듯, 여성의 오르가슴 도달에는 대부분 클리토리스 자극이 필수적이기 때문입니다. 남성이 고환을 자극하는 것만으로는 사정하기 힘든 것처럼 여성 역시 대음순과 소음순 자극만으

로는 오르가슴에 도달하기 어렵습니다. 오르가슴을 경험한 여성 중 클리토리스 자극 없이는 오르가슴에 도달하지 못하는 여성이 70%에 달한다고 합니다. 물론 주변 조직인 소음순, 대음순, 지스팟 등이 골고루 자극을 받으면 오르가슴에 도달하기가 더 쉽습니다.

아직 자신의 클리토리스를 제대로 본 적이 없다면 우선 거울을 통해 만나보십시오. 편하게 접근해야 합니다. 물론 처음에는 민망함이나 부끄러움과 함께 두려움이 앞설 것입니다. 그러지 말아야 한다는 가치관을 깨트려야 하기 때문입니다. 아마 알에서 깨어나는 병아리도 껍질을 깨기 싫었을 겁니다. 하지만 알 속의 공간보다 화려한 바깥 세상에 나온 것을 병아리는 후회하지 않을 것입니다.

클리토리스의 모양과 질의 위치를 이해했다면 지금까지 해왔던 섹스의 문제점을 파악할 수 있을 겁니다. 지금까지의 섹스는 질을 위한 섹스이지 클리토리스를 위한 섹스가 아니었을 겁니다. 엄밀히 말하면 남성의 귀두를 위한 섹스였지 여성의 질을 위한 섹스도 아니었습니다. 질 안의 3분의 2는 귀두의 움직임을 느끼지 못하니 질을 위한 섹스도 아니었던 겁니다. 피스톤 운동은 귀두 자극을 위한 행위일 뿐 클리토리스를 자극하지는 못합니다. 당신은 클리토리스 자극 없이 오르가슴에 도달하지 못하는 70%에 속할 가능성이 높기에 피스톤 운동을 주로 하는 섹스에 만족하기 힘들 겁니다.

클리토리스를 통한 오르가슴에 도달하는 가장 좋은 방법은 클리토리스와 그 주변을 자극하는 것입니다. 다행히 겉에 보이는 클리토리스는 손가락 끝보다 작습니다. 그래서 손가락으로 자극하기에 가장 좋은 크기입니다. 남성의 귀두가 표피에 덮여 있듯이 여성의 클리토리스도 표피에 덮여 있습니다. 페니스가 발기되면 표피가 뒤로 밀려 귀두가 노출되듯이 여성도 표피를 뒤로 젖히면 좀 더 강하게 자극을 받을 수 있습니다. 표피를 뒤로 젖히려고 남성처럼 뒤로 올릴 필요는 없습니다. 클리토리스의 양 옆을 누르면 쉽게 노출됩니다. 그래서 삽입 섹스를 할 때 주변에 압박을 받으면 자연스럽게 클리토리스에 자극이 전달됩니다.

처음부터 클리토리스를 만져도 되지만 준비가 되어 있지 않다면 클리토리스 주변을 손가락이나 손바닥으로 부드럽게 원을 그리듯 문질러봅니다. 그리고 점점 흥분이 고조되면 손가락을 클리토리스에 집중해서 원을 그리듯 문지르거나 지그시 누르고 움직여보십시오. 한 손으로 클리토리스 옆을 눌러 노출하고 다른 손으로 만져도 됩니다. 즉시 오르가슴에 도달할까요? 물론 아닙니다. 20~30분 이상 걸릴 수 있습니다. 그것도 성공했을 때의 이야기이고, 실패할 수도 있습니다. 처음에는 실패할 가능성이 더 높습니다. 남성도 자위행위를 처음 할 때나 첫 삽입 섹스 때 사정을 못하는 경우가 많습니다. 실패하더라도 걱정하지 마십시오. 좀 더 좋은 방법을 알려드리겠습니다. 무턱대고 만지는 것보다는 성욕을 일으키면서 자극을 하는 게 좋습니다. 성욕을 불러일으켰던 자극원을 찾으십시오. 어떤 것이든 상관없습니다. 파트너와 뜨거운 관계를 갖는 장면을 상상하거나, 성욕을 일으킬 수 있는 사진, 영상, 드라마 등을 보거나 만화, 소설 등을 읽으면서 몸이 뜨거워지는 느낌이 들었을 때 시도하면 더 좋습니다. 머리가 먼저 타오르고 적절한 자극이 주어지면 성공할 가능성이 높아집니다. 클리토리스에 분비물이 묻어 있지 않다면 질에서 분비물을 묻히거나 섹스용 젤리를 묻혀 손가락을 부드럽게 만들면 됩니다.

몇 분 만에 도달했다면 다행이고 30분이 넘었는데도 도달하지 못했다면 좀 쉬었다가 다음날 다시, 그리고 다음 주에 다시 하면 됩니다. 자주 해도 몸에는 아무런 문제가 생기지 않습니다. 지금까지 수십억 명의 여성들이 즐겁게 하던 겁니다. 한 번도 안 해본 사람은 있지만 한 번밖에 안 해본 사람은 없다는 말도 있습니다. 당신도 할 수 있습니다.

스스로 오르가슴을 느끼는 데 성공하면 그 행복감으로 인생이 달라질 수도 있습니다. 너무 행복해서 눈물이 흐르더라는 분도 있습니다. 그동안 오르가슴을 몰랐는데 이제 알았으니 여한이 없다는 분도 있습니다. 드디어 남자가 필요 없어졌다는 분도 있습니다. 어떤 남자도 이런 즐거움을 선물해주지 않았는데 이제 스스로 만들 수 있게 되었기 때문입니다. 하지만 파트너와 하면 더 재미있지 않을까요? 혼자 하는 섹스와 둘이 하는 섹스는 분명 느낌이 다릅니다. 인생의 다양성을 즐기십시오. 상대가 있을 때는 있는 대로, 없으면 없는 대로 즐기세요.

오르가슴에 도달하기 쉬운 방법을 알게 되었다면 이제 파트너에게 무엇을 요구해야 하는지 알게 된 겁니다. 알아서 잘해주길 바라지 말고 어떻게 해달라고 구체적으로 요구한다면 파트너도 더 기뻐할 겁니다. 더구나 포르노에 길들여져 강하게만 접근하려고 하던 남성들은 당신의 부드러운 터치 요구에 지금까지의 섹스에 대한 생각을 바꾸게 되고 그로 인해 더 행복해질 것입니다.

파트너가 손으로 당신을 만족시키는 방법을 알게 되면 입으로 하는 방법도 배우게 될 겁니다. 클리토리스 주변을 입술로 동그랗게 누르면서 가볍게 빨면 더 쉬울 것이고, 손가락 돌리듯 혀로 돌린다면 부드러운 혀의 자극으로 인해 좀 더 빨리 오르가슴에 도달하게 됩니다.

자신의 외음부를 파트너에게 보이고 손가락이나 혀로 만지게 하는 것을 수치스럽게 느끼는 분도 있을 겁니다. 하지만 마음을 열어 그런 생각을 바꾼다면 분명히 새로운 세계가 열립니다.

지스팟 오르가슴 도달하기

——— 지스팟은 질의 입구에서 상당히 가까운 곳에 있습니다. 요도를 12시, 항문을 6시 방향이라고 하면 11시 방향으로 질 입구에서 4~5cm 정도에 위치합니다. 위에서 보았을 때 약간 오른쪽이니 오른손으로 만지는 것이 좀 더 편리합니다. 살짝 주름이 져 있거나 오톨도톨한 질감을 가진 곳이 만져진다면 그곳이 바로 지스팟인데, 모두 그런 것은 아니고 잘 구분되지 않기도 합니다.

흥분하지 않은 상태에서는 지스팟이 만져지지 않거나 그 부위를 만져도 별 느낌이 없습니다. 하지만 성욕이 생기고 지속적으로 자극을 하면 지스팟 주변으로 피가 몰리면서 점점 부풀어올라 2cm의 동전 크기 정도로 만져집니다. 모든 여성에게서 만져지는 것은 아닙니다. 질 초음파를 통해 검사했을 때 이 부위가 1cm 이상인 여성들도 있지만 1cm 미만이거나 지스팟이 없는 것처럼 보이는 여성도 많습니다. 행여 없는 것 같다고 실망하지는 마십시오. 구분할 수 있을 만큼 만져지지 않더라도 그 부위를 자극하는 것만으로도 오르가슴에 도달하는 데 도움이 된다고 합니다.

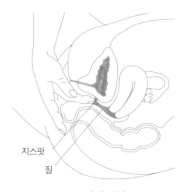

지스팟

질

| 지스팟 |

성욕이 생기고 지속적으로 자극하면 지스팟 주변이 부풀어 오릅니다. 이 부위가 발달한 여성도 있고,
작거나 없는 여성도 있습니다.

지스팟 오르가슴이 강조되는 이유는 클리토리스에 의한 오르가슴에 비
해 지스팟 오르가슴이 좀 더 오래 지속되며 더 깊숙한 느낌이라고 믿기 때문
입니다. 어떤 여성들은 자위행위로 클리토리스 오르가슴을 느끼고 남성과
의 섹스에서는 지스팟 오르가슴을 느끼는데 각각의 느낌이 달라 자위행위
와 섹스를 모두 좋아한다고 말합니다. 클리토리스를 자극했을 때의 감각과
지스팟을 자극했을 때의 감각을 비교하는 즐거움을 느껴보십시오. 그럼 어
떻게 해야 느낄 수 있을까요?

우리는 손가락을 자유자재로 쓸 수 있는 유인원입니다. 엄지는 다른 네
개의 손가락과 마주보게 할 수 있습니다. 행운인 것은 검지와 중지가 길다
는 것입니다. 질 안으로 넣기에는 엄지보다 검지와 중지가 더 쉽습니다. 검
지나 중지를 질 안으로 넣어보십시오. 섹스용 젤리를 손가락에 묻혀서 넣어
도 좋습니다. 두 번째 마디까지 넣었다면 손가락을 구부립니다. 그리고 귀
여운 강아지 목을 간지럽히듯이, 컴퓨터 마우스 휠을 돌리듯이 손가락을 움

직이면 됩니다. 그럼 어떤 변화가 생길까요? 사실 첫 번째 마디로 질 안을 살짝 눌러도 별다른 느낌은 없습니다. 원래 그렇습니다. 몇 번 건드리는 것으로는 별 감흥을 느끼지 못합니다. 아무 느낌도 없이 끝날 수 있습니다. 밥을 먹을 때도 첫술에 배부르지 않습니다. 꾸준히 먹어야 배가 부릅니다. 지스팟은 더 심합니다. 20분, 30분 지속적으로 해야 합니다. 그렇기에 오롯이 자신만의 공간에서 방해받지 않고 집중해야 합니다. 육체적인 자극만으로 흥분이 되지 않는다면 다른 차원의 자극을 주고 육체적 자극으로 연결하는 것이 좋습니다. 자위를 하기 전에 당신의 성감을 자극하는 자극원을 찾아 뇌를 먼저 흥분시키십시오.

30분이 넘도록 자극했지만 별로 감흥이 오지 않더라도 좌절할 이유는 없습니다. 우선 질 안에 손가락을 넣으면 안 된다는 금기는 깼으니까요. 많은 남성들이 지스팟 자극으로 여성에게 오르가슴을 선물하려고 피스톤 운동을 열심히 하지만 지스팟 자극으로 오르가슴에 오르는 것이 이렇게 어렵다는 것을 깨달았다는 것 또한 성생활 이해에 도움이 될 겁니다. 다음에 다시 성욕이 발생했을 때 지스팟 오르가슴에 도전하십시오.

삽입 섹스에서 지스팟 오르가슴을 느끼고 싶은 분들을 위한 양귀비 수술도 있습니다. 지스팟이 있다면 흥분 시 부풀어 오르므로 페니스에 의한 자극을 더 받아 지스팟 오르가슴에 도달하게 되는데, 부풀어 오르지 않는 여성의 지스팟 부위에 보형물이나 필러 등을 넣는 시술을 양귀비 수술이라고 합니다. 이 시술을 받는다고 바로 오르가슴을 느낄 수 있는 것은 아닙니다. 오르가슴에 도움을 받을 수 있다는 겁니다. 계속된 시도에도 지스팟 오르가슴이 안 된다면 포기해도 됩니다. 지스팟 오르가슴만이 정답은 아니기 때문입니다.

==섹스는 머리로 합니다. 나도 오르가슴에 오를 수 있다는 확신과 자신감이 머릿속에 있어야 합니다. 오르가슴은 나와는 먼 남들의 이야기라는 생각이 오르가슴 장애를 만듭니다.== 의학적인 도움으로 첫발을 내딛게 되면 그 뒤로는 좀 더 수월해질 수 있습니다. 달리는 법을 모르는 기차는 가만히 서 있을 때 편하지만 일단 달리기 시작한 기차는 멈추기가 어렵습니다. 당신의 섹스도 이젠 달릴 수 있습니다.

자위행위를 통한 여성의 오르가슴

——— 남성은 주로 섹스 동영상이나 삽입 섹스 사진을 보며 성욕을 자극하지만 대개의 여성은 좀 다릅니다. 남성과 같은 이미지를 선호할 수도 있지만 본인이 좋아하는 드라마나 소설 등으로 성욕을 자극하거나 파트너 혹은 평소에 생각했던 사람과의 섹스를 상상하면서 자위행위에 들어가는 것이 더 도움이 됩니다. 남성이 페니스를 집중적으로 자극하면 빨리 사정을 하듯이 여성 또한 클리토리스를 집중적으로 자극해도 되지만, 가슴, 유두, 유륜, 엉덩이, 허벅지 등을 같이 만지거나 먼저 만지고 나서 클리토리스를 만지면 좋습니다. 즉 다른 성감대에 충분한 자극을 받았다고 생각되었을 때 클리토리스와 지스팟을 자극하면 됩니다.

손가락 한두 개로 클리토리스만 자극해도 되고, 엄지로는 클리토리스를, 검지와 중지로는 지스팟을 자극할 수도 있습니다. 엄지를 이용하는 자세가 불편하면 엄지의 뿌리인 엄지두덩근을 이용해 클리토리스와 그 주변

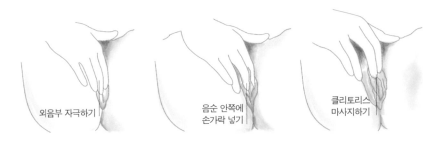

외음부 자극하기

음순 안쪽에
손가락 넣기

클리토리스
마사지하기

| 여성의 자위 | 본인이 좋아하는 리듬을 알 때까지 변화를 주면서 움직여봅니다.

을 전체적으로 부드럽게 문지르면 됩니다. 한 손으로는 클리토리스를, 다른 손으로는 지스팟을 자극하는 것도 좋습니다.

흥분을 하면 분비되는 애액을 손가락에 묻히면 더 부드럽게 움직일 수 있습니다. 애액 분비가 잘 안 된다면 섹스용 젤리를 이용해도 됩니다.

자위행위를 처음 할 때는 대부분 리듬감과 시간 때문에 고민하게 됩니다. 어떤 속도로 얼마나 자극을 해야 하는지 모르기 때문입니다. 본인이 좋아하는 리듬을 알 때까지 변화를 줘보십시오. 남성의 몸에 올라탔다고 생각하고 몸을 지탱할 수 있는 베개 등에 올라 움직여보는 것도 좋습니다. 자연스러운 속도보다 더 빨리 움직일 필요는 없지만 약간 빠르게 하는 것은 도움이 됩니다. 스스로의 속도에 충분히 익숙해진 뒤에는 조금씩 변화를 주면 됩니다. 한 손은 클리토리스와 지스팟을 자극하고 다른 손으로는 성감대를 만져주면 도움이 됩니다. 처음에는 30분 이상 걸릴 수도 있습니다. 적절한 자극을 주면 시간이 짧아져 5분 이내에 오르가슴을 느끼는 것도 가능합니다. 파트너와의 섹스에서도 5분 이내에 오르가슴을 느낀다면 피곤할 때도 섹스 요구에 응할 수 있을 겁니다.

하지만 1시간을 넘겼는데도 안 된다면 일단 쉬고 다음에 다시 시도하는 것이 좋습니다. 아직 몸의 리듬과 감각에 익숙하지 않다면 실패할 수 있습니다. 처음 시작할 때 자극원으로 떠올린 이미지가 적절했는지, 포인트를 정확하게 찾았는지, 리듬감은 적절했는지 돌이켜보고 다음에 다시 시도할 때 변화를 주면 좋습니다.

자위기구를 이용하는 것도 하나의 방법입니다. 속도와 강도를 조절할 수 있는 다양한 모양의 전기 진동기가 있습니다. 괜찮은 기구를 사용한다면 오르가슴에 도움이 됩니다. 꾸준한 시도에도 오르가슴에 도달하지 못한다면 섹스클리닉을 찾아 상담을 받기 바랍니다.

많은 여성이 오르가슴을 경험했다고 말하지만 자세히 상담을 해보면 오르가슴이 아닌 성적 흥분에서 멈추는 경우가 많은 것 같습니다. 성적 흥분 상태와 오르가슴은 명확히 다릅니다. **여성이 느낄 수 있는 오르가슴의 가장 큰 특징은 몸이 뒤틀리면서 갑작스러운 쾌감이 온몸에 전해져 질과 자궁, 질 주변 근육이 1초 미만의 간격으로 빠르게 수축하는 것입니다.** 지속 시간은 사람마다 차이가 있고 상황에 따라서도 다릅니다. 대개는 20~45초이지만 5초 미만인 경우도 있고 훨씬 길게 지속되는 경우도 있습니다. 남성이 사정할 때 항문 주변 근육과 페니스의 수축으로 정액이 나오는 것과 비슷하게 여성도 질, 자궁, 질 주변 근육이 수축하면서 오르가슴을 느낍니다. 사정이나 오르가슴을 통해 남녀는 최고의 쾌감을 느끼게 되고, 스트레스를 사라지게 하는 엔도르핀이 분비되어 심신이 안정됩니다.

얼굴이 예쁘면 그곳도 예쁠까요?

좌우 비대칭의 소음순을 교정하고 가지런히 만들기 위해 병원에 오는 분들이 많습니다. 상대방이 섹시하게 보지 않을 것 같고 본인 스스로도 만족스럽지 않기 때문입니다.

그런데 소음순이 예쁘거나 안 예쁘다는 것은 어떤 기준으로 하는 말일까요? 남성이든 여성이든 좌우대칭을 이루는 균형 잡힌 이성을 더 섹시하게 보는 경향이 있습니다. 균형을 이루지 못했다는 것은 발생 과정에서 문제가 있다거나 병을 앓았다거나 사고를 당했다는 의미일 수 있기 때문입니다. 소음순 역시 마찬가지입니다. 크기가 적당하고 좌우 모양이 대칭을 이루고 있어 균형이 잡혀 있을 때 예쁘게 보입니다. 모양이 무슨 상관일까 싶지만 기왕이면 모든 게 다 예쁘길 바라는 남성이 없다고는 할 수 없습니다. 그럼 외모가 아름다운 여성은 소음순과 질 모양도 예쁠까요? 이건 '코가 큰 남자는 페니스도 클 것인지?'와 비슷한 질문인 것 같습니다. 괜히 궁금하고 왠지 그럴 것 같지만 사실은 연관성이 크지 않다는 말입니다.

미적인 이유만으로 소음순과 질 수술을 하는 건 아닙니다. 소음순이 너무 비대해 삽입 섹스를 할 때나 바지를 입을 때 불편하다면서 오는 분들도 있습니다. 불편한 점이 있다면 수술로 교정이 가능합니다. 분만을 통해 질이 넓어져서 좁히기를 원하는 분들도 있습니다. 본인의 만족도를 높이기 위해서이기도 하지만 대부분은 상대방이 더 만족하기를 원해서입니다.

이런 수술을 하는 이유를 이해하지 못하는 사람도 많습니다. 그런데 앞으로는 사회적 인식에 변화가 있을 것이라고 생각합니다. 우리가 어렸을 때는 쌍꺼풀 수술에 대한 사회적 인식이 지금과는 많이 달랐습니다. 요즘은 예뻐지기 위해 쌍꺼풀 수술을 하는 것은 물론 눈꺼풀이 처지거나 눈썹이 눈을 찌르는 등의 기능상 문제를 개선하기 위한 목적으로도 쌍꺼풀 수술을 많이 합니다. 소음순 수술도 이와 비슷합니다. 쌍꺼풀 수술처럼 편하게 받아들이는 인식의 변화가 있었으면 좋겠습니다. 많은 여성이 좀 더 매력적으로 보이고 싶어서 얼굴의 점을 빼 피부를 정돈하고 보톡스를 맞아 주름을 줄입니다. 또 성적 매력도를 높이고 자신감을 얻기 위해 낮은 가슴에 보형물을 넣기도 합니다. 이런 수술의 영역에 여성 성기 성형이 포함될 뿐입니다. 미국에서 가장 많이 하는 성형 수술은 코, 가슴, 질 성형 수술이라고 합니다.

요즘은 불 켜고 섹스하는 사람들이 많아져서인지 음모 제모 시술도 점점 늘고 있습니다. 좀 더 가지런하고 아담한 모양을 선호하는 분들이 있고, 아예 털을 모두 없애 달라는 분들도 있습니다. 물론 본인의 기호에 따라 선택하면 됩니다. 면도칼로 깎다가 모낭염이 걸리거나 왁싱 이후 피부염을 겪는 경우가 종종 있으니 가능하면 레이저로 제모 시술을 받을 것을 권합니다. 여성의 음모 제모는 흔히 비키니 제모라고 합니다. 비키니를 입었을 때 음모가 옆으로 노출되지 않도록 정리한다는 의미입니다.

키스도 좋고 성기를 서로 만지는 것도 좋은데 오랄 섹스는 싫다면 그 이유는 무엇일까요? 여러 이유가 있겠지만 본인의 외음부 모양에 자신이 없어서인 경우도 있을 겁니다. 그렇다면 병원에 가서 외음부 성형을 상담해보세요. 좀 더 자신 있고 섹시하게 보이고 싶은 것은 자연스러운 본능입니다.

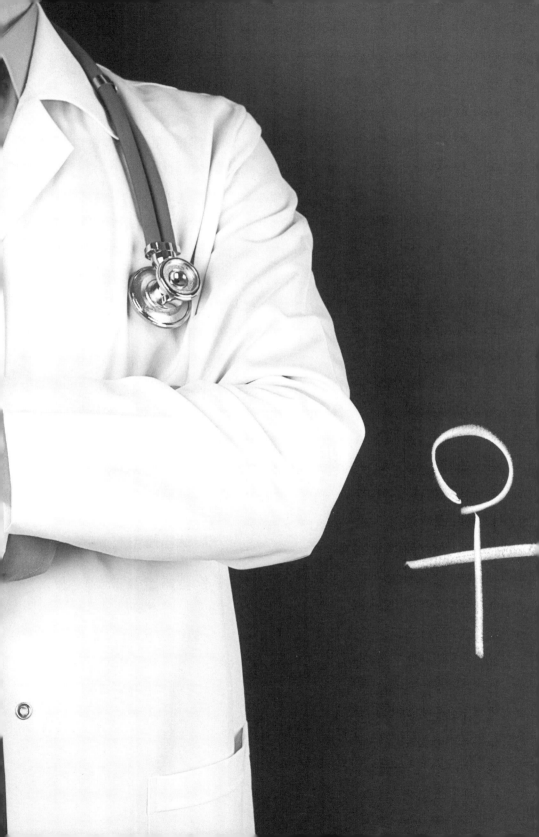

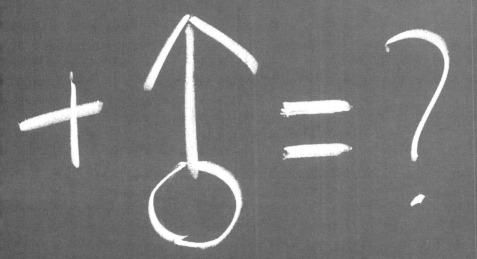

2

남성의 몸,
남성의 섹스

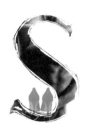

남성의 성기, 모양부터 살펴보기

─────── 남성은 소변을 볼 때마다 페니스를 만지므로 자신의 페니스에
익숙합니다. 또한 페니스는 노출되어 있으므로 여성들에게도 여성의 성기
보다 더 익숙할 수 있습니다. 페니스는 크게 세 부분으로 구성됩니다. 귀두,
페니스 체부기둥, 그리고 고환입니다. 이 중 섹스에서 가장 중요한 부분은 귀
두입니다. 귀두는 송이버섯 모양으로 생겼고 아래쪽에는 소대라는 주름이
있습니다. 페니스에서 귀두는 뇌와 같은 역할을 한다고 생각하면 됩니다.
삽입 섹스를 진두지휘하며 시작과 끝을 결정합니다. 기둥은 그저 귀두를 따
라가는 것이지만 그로 인해 행복해집니다. 여성의 난소는 배 안에 숨어 있
지만 고환은 외부에 노출되어 있습니다. 고환의 온도는 체온보다 3℃ 낮게
유지되어야 정자 생산에 유리합니다. 정자를 체온보다 약간 낮은 온도에서

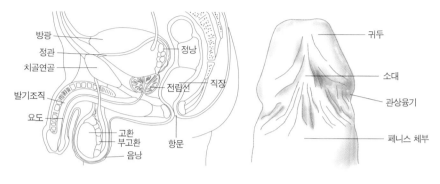

| 남성 성기의 내부 구조와 외형 |

보관하기 위해 고환이 바깥에 있는 것입니다. 조선시대 양반들은 따뜻한 온
돌에 앉아 공부만 하다 보니 고환의 정자 생산 능력이 떨어져서 불임에 빠지
기 쉬웠다는 말도 있습니다.

포경 수술, 꼭 해야 하나요?

─────── 남자아기의 생식기를 보면 귀두가 포피에 싸여있습니다. 이 상
태를 포경phimosis이라고 하며, 수술로 포피 끝부분을 절제해 귀두를 드러내
는 수술을 포경 수술이라고 합니다. 우리나라에서는 포경 수술을 어른이 되
는 데 필요한 과정으로 여깁니다. 그럼 의학적으로는 어떨까요? 저는 필요
한 수술이라고 답하겠습니다. 하지만 대부분의 남성에게는 필요 없는 수술
입니다. 포경 수술은 미국에서 하니까 우리도 해야 한다고 알려졌고, 여성
의 자궁경부암을 예방할 수 있다고 알려지면서 모든 남성이 받아야 하는 수

술로 여겨졌습니다. 예전에는 군대에서 포경 수술을 해줬습니다. 군대에서 받으니 좀 더 잘 받으려고 군대 가기 전에 수술을 받았고 어차피 받을 거라면 사춘기가 오기 전에 받게 했습니다. 포경 수술을 하면 페니스가 더 커진다거나 조루를 예방할 수 있다는 소문도 있었지만 그런 소문 중 확인된 진실은 없습니다. 오히려 수술 후 안 좋은 영향을 끼치기도 했습니다. 하지만 의학적으로 포경 수술이 필요한 경우가 있습니다. 성장 과정에서 페니스가 발달하면서 포피를 뒤로 젖히거나 발기하면 귀두가 바깥으로 드러나게 되는데, 성인이 되어서도 귀두와 포피가 잘 분리되지 않아 귀두 노출이 힘들거나 안 되는 경우입니다. 1% 미만의 비율로 발생하며 이로 인해 염증이나 통증등 의학적인 문제가 생기면 수술을 해야 합니다. 어차피 문제를 일으킬 수있으므로 수술을 한다는 논리라면 맹장이 염증을 일으킬 수 있으므로 예방적으로 배를 열어 맹장을 제거하자는 말과도 같을 것입니다. 참고로 맹장염이 발생할 가능성은 7.5%로 포경보다 훨씬 높습니다.

별 도움이 안 되는데 유대인은 왜 생후 8일째에 포경 수술인 할례를 할까요? 그것은 유대교의 아버지인 아브라함과 그들의 신인 여호와의 약속이라고 믿기 때문입니다. 구약성서 창세기 17장에 '내가 내 언약을 나와 너 사이에 두어 너를 크게 번성하게 하리라. 내가 너와 내 언약을 세우니 너는 열국의 아비가 될지라. 그런즉 너는 내 언약을 지키고 네 후손도 대대로 지키라. 너희 중 남자는 다 할례를 받으라. 이것이 나와 너희와 너희 후손 사이에 지킬 내 언약이니라'고 적혀 있기에 유대인은 포경 수술을 받습니다. 그러면 같은 구약성서를 읽는 기독교인은 어떨까요? 구약성서에는 포경 수술을 하라고 했지만 신약성서에서는 바뀌어 있습니다. 바울이 기독교를 비유대인에 전파한 뒤로 유대인이 아닌 자가 기독교로 개종할 때 할례를 받아야 하는지 안 받아도 되는지 문제가 되었습니다. 신약성서 갈라디아서 6장을 보면 '할례나 무할례가 아무것도 아니로되 오직 새로 지으심을 받은 자뿐이니라. 무릇 이 규례를 행하는 자에게와 하느님의 이스라엘에게 평강과 긍휼이 있을지어다'라고 되어 있어 비유대인은 할례를 받을 필요가 없었습니다. 이로 인해 비유대인들에게 기독교를 더 쉽게 전파할 수 있었다고도 합니다.

대한민국은 유대인이 아니므로 포경 수술을 해야 할 이유가 없는데 왜 이렇게 포경 수술을 많이 받을까요? 포경 수술을 받은 남성들에게 물어보면 대개 그저 해야 하는 줄 알았기 때문에 했다고 대답합니다. 결국 본인의 의사와는 상관없이 사춘기 무렵 어느 방학 때 병원에 끌려가서 포경 수술을 예약까지 해서 받습니다. 대한민국이 포경 수술을 많이 하는 나라가 된 데는 미국의 영향이 큽니다.

1800년대 후반 영국에서 청교도 탄압을 피해 건너온 미국인들은 섹스란 자식을 낳기 위해서만 필요한 것이므로 적게 하는 것이 좋다고 생각했습니다. 섹스에 대한 부정적인 인식은 자위행위를 나쁘게 보는 생각으로 이어졌고, 자위행위를 줄일 수 있는 여러 방법이 제안되었는데 그중 한 가지가 포경 수술이었습니다. 지금의 상식으로는 이해되지 않지만 당시의 의학은 자위행위를 통해 수두 같은 전염병도 발생할 수 있다고 생각할 정도의 수준이었다는 것을 감안해야 합니다. 지금도 자위행위를 나쁘게 보는 사람들이 있는데 하물며 100년 전이니까요. 자위행위 억제를 위해 포경 수술을 선택했지만 당연히 억제되지 않았고, 섹스도 억제되지 않았습니다. 2011년 「Int J Epidemiol」에 실린 덴마크 조사를 보면 포경 수술 여부는 첫 경험 시기에 영향을 미치지 않습니다. 포경 수술을 한다고 섹스를 더 늦게 하지 않습니다. 그런데 이 논문에는 눈에 띄는 조사 결과가 더 있습니다. 포경 수술을 한 남성과 파트너인 여성에게서 오르가슴 장애 비율이 높았고 성 만족도는 낮았습니다. 포경 수술로 섹스 만족도가 떨어질 수도 있다는 것입니다. 결국 금욕주의자들이 원했던 섹스 억제에는 어느 정도 도움이 되었는지도 모릅니다.

신생아 때 할례로 포경 수술을 받는 유대인의 부인들에게서 성병인 매독과 자궁경부암이 덜 발생했다는 소문이 퍼지면서 포경 수술이 더 유행했습니다. 하지만 이 소문은 근거가 없다는 것이 밝혀졌습니다. 차라리 할례를 하면 유대인처럼 부자가 된다는 말이 퍼졌다면 더 많은 남성이 포경 수술을 했을 거란 농담도 있습니다.

포경 수술의 장점으로 섹스로 인한 자궁 염증과 에이즈 예방에 효과가 있다는 논문도 있는데, 자궁 염증이 덜 걸리게 하려면 섹스 전에 씻는 것으로 충분합니다. 귀두를 덮은 포피를 젖히고 백태 등을 깨끗이 씻으면 됩니다. 또 에이즈 예방은 에이즈에 감염된 사람들의 섹스 스타일 문제이지 포경은 문제가 안 되는 것으로 알려져 있습니다.

남성의 귀두를 감싸고 있는 포피를 제거하는 포경 수술을 하면 귀두가 평소에도 계속 자극을 받아 섹스할 때 성적 자극에 대한 예민감이 둔화되어 조루를 막을 수 있기에 포경 수술을 받아야 한다는 말도 있습니다. 자신이 조루라고 느끼는 남성이나 그런 남편을 둔 아내의 마음을 솔깃하게 만듭니다. 만일 그 논리가 맞다면 나이가 들면서 예민감 둔화로 발기 장애가 오거나 사정 장애인 지루로 연결될지도 모릅니다. 「영국비뇨기학회지British Journal of Urology」에 미국 연구진이 발표한 연구를 보면 경험이 많은 여성포경 수술을 한 남성과 하지 않은 남성을 포함해 평균 12명과 섹스 경험이 있는 139명을 대상으로 조사한 결과 포경 수술을 하지 않은 남성이 조루도 적고 성적 만족을 더 주었다고 합니다. 조루로 고개 숙인 남성들은 포경 수술 때문에 그렇게 된 건지도 모릅니다. 물론 아직 명확히 밝혀진 것은 없습니다.

포경 수술의 이득이 없다는 사실이 알려지면서 미국에서는 1980년대에 85%에 달하던 포경 수술 비율이 2010년 58.3%까지 줄어들었습니다. 하지만 우리나라에서는 아직 75% 정도로 미국보다 더 높은 비율의 남성들이 포경 수술을 받고 있습니다.

인간은 다른 포유동물과 달리 미숙한 상태로 태어납니다. 아직 덜 자란 상태로 태어나야 인간 여성의 좁은 골반을 통과할 수 있기 때문입니다. 인간은 직립보행을 하게 되면서 골반이 좁아졌고, 그래서 머리뿐만 아니라 심장, 콩팥, 간 등이 충분히 성숙하기 전에 태어납니다. 그리고 생후 1년까지 지속적으로 완성되어 돌이 되어야 송아지가 갓 태어났을 때처럼 걷기 시작합니다. 대부분의 신생아 기형도 생후 1년까지 지켜보고 변화가 없을 때 수술을 한다는 것을 알면 이해가 쉬울 겁니다. 아이가 성장하면서 변하듯이 남성의 포피도 지속적으로 변화합니다. 태어날 때에는 포피 점막의 96% 정도가 귀두에 붙어 4%에서 뒤로 젖힐 수 있지만, 생후 6개월이 되면 20%에서 완전히 젖힐 수 있고 10세가 되면 20% 정도만 포피를 완전히 뒤로 젖힐 수 없으며, 17세가 되면 포경은 1% 미만에서 발생합니다.

신생아 때 포경 수술을 하는 근거는 무엇일까요? 사춘기가 되면 어차피 해야 하니 통증을 기억하지 못하는 신생아 때 한다고 답한다면, 당신의 아들이 포경 수술을 받을 이유가 없는 아이일 수 있다고 말해주고 싶습니다. 행여 포경인 남성으로 자랄 가능성이 높은 신생아라도 통증을 못 느끼는 것은 아니라는 말도 꼭 해주고 싶습니다. 아프리카의 어느 부족은 여성의 음핵을 제거하는 수술을 성인식 기념행사로 하고 있습니다. 어이없는 이야기로 들리겠지만, 포경 수술을 안 하는 아프리카 남자들이 보기에는 대한민국 남성의 포경 수술이 어이없을 겁니다.

포경 수술에 대해 좀 더 알고 싶다면 www.pop119.com에서 정보를 얻을 수 있습니다. 무조건 포경 수술을 받지 말라는 것이 아닙니다. 염증 반응이 일어나거나 청소년기가 지났는데도 귀두가 분리되지 않은 상태라면 수술을 받기 바랍니다.

작아도 고민, 커도 고민

———— 페니스 크기는 유전적인 요인과 자궁 내 성장 환경 속에서 남성 호르몬인 테스토스테론의 영향을 받아 결정될 가능성이 높습니다. 자궁 내에서 남성 호르몬에 적게 노출된 경우 페니스가 작을 수 있습니다. 이는 우리가 조절할 수 있는 영역이 아닙니다.

페니스의 크기가 흑인, 백인, 황인 순으로 크다는 것을 우리나라 남성들은 반갑지 않은 소식으로 받아들입니다. 하지만 모든 여성이 큰 페니스를 원하는 것은 아닙니다. 크다고 해서 만족도가 높은 것이 아니기 때문입니다. 물론 페니스의 적절한 크기로 인한 여성의 만족도도 필요합니다. 여성들도 그것을 원합니다. 무조건 큰 것을 원한다는 말이 아니라 자신에게 맞는 적절한 크기를 원한다는 말입니다. 이 역시 우리가 쉽게 조절할 수 있는 부분은 아닌 것 같습니다.

파트너의 페니스가 작아서 불만이라고 말하는 여성은 적습니다. 오히려 상담을 오는 분 중에는 파트너의 페니스가 너무 길어서 아프기만 하다는 분들이 종종 있습니다. 여성의 질보다 페니스가 길면 삽입 시 자궁이 밀려 올라가 통증을 일으킵니다. 페니스가 긴 남성 역시 같은 이유로 불만을 갖고 있습니다. 깊이 삽입하고 싶은데 파트너가 아프다고 밀어내니 속이 상합니다. 충분히 삽입하고 고환으로 회음부를 터치하는 즐거움을 느끼고 싶은데 야속할 따름입니다.

산부인과를 찾은 환자들은 진료할 때 질경을 빨리 넣거나 질을 빨리 벌리면 아프다고 하고, 자궁경부를 움직이면 불편해합니다. 섹스할 때도 마찬가지입니다. 여성이 준비되지 않았을 때 함부로 삽입하면 당연히 아파합니다. 또 흥분이 되었더라도 자궁경부를 자극하면 불편해하는 여성이 더 많은 것 같습니다. 하지만 오르가슴을 느끼는 순간에는 자궁경부 자극이 즐거울 수 있습니다. 이때는 긴 페니스가 도움이 됩니다. 여성이 오르가슴을 느낄 때는 질이 길어지고 자궁경부는 위로 올라가기 때문입니다. 긴 페니스를 가지고 있는 남성은 이때 충분히 삽입하는 즐거움을 느낄 수 있고 여성을 깊숙한 곳까지 만족시키는 멋진 파트너가 될 수 있습니다. 물론 오르가슴을 느꼈을 때입니다. 충분히 흥분하지 않은 여성의 자궁경부를 자극하면 고통만 주게 된다는 것을 잊지 마십시오.

페니스가 긴 남성에게는 또 다른 안타까움이 있습니다. 여성 오르가슴의 근원인 클리토리스를 자극하기 힘들 뿐 아니라 지스팟 자극에도 불리하다는 것입니다. 지스팟은 여성의 질 입구에서 5cm 정도 안쪽에 있습니다. 다른 성감대와 마찬가지로 지스팟도 한 번의 자극이 아닌 지속적이고 꾸준한 리듬의 자극을 좋아합니다. 그런데 남근이 길면 귀두가 지스팟을 꾸준히 자극하는 것이 어렵습니다. 많은 남성은 삽입 섹스로 여성에게 오르가슴을 선사하고 싶어하지만 긴 페니스는 여성이 원하는 섹스와는 거리가 멉니다. 평균보다 긴 자지를 흔히 말자지라고 하는데 이는 남자끼리는 부러워해도 여성에게는 짜증의 대상일지도 모릅니다. 하지만 말자지에 맞는 질이 있을 거라고 생각합니다. 마다가스카르에서 28cm나 되는 긴 관 모양의 꿀주머니를 보고 이에 적응해 주둥이가 20cm 이상 긴 나방이 있을 것이라고 예상한 다윈이 맞았듯 말입니다. 그러니 긴 페니스를 좋아하는 여성이 이상한 건 아닙니다.

발기된 페니스의 평균 길이는 14cm이고 질의 평균 길이는 9cm라고 합니다. 질 바깥에 있는 클리토리스와 질 입구에서 5cm 정도에 있는 지스팟에는 발기 시 10cm인 페니스가 18cm인 페니스보다 훨씬 잘 접근할 수 있습니다. 질의 길이보다 훨씬 긴 페니스를 가진 남성이 클리토리스에 밀착하기 위해 좀 더 깊이 삽입하면 여성이 아파할 것이고, 귀두가 질 안 깊숙이 들어간 상태에서는 지스팟이 페니스 체부에 의한 밋밋한 자극만 받게 됩니다. 남녀 성기가 결합한 그림을 보면 긴 페니스의 슬픔을 이해할 수 있을 겁니다.

페니스는 발기되어야 질에 삽입이 가능하기에 많은 남성들은 사정 후 페니스가 줄어들면 당연히 질에서 빼야 하는 줄 압니다. 하지만 섹스에는

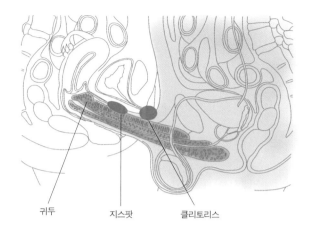

귀두　　　지스팟　　　클리토리스

| 동상이몽 | 서로 최고 성감대의 위치가 다릅니다.

정해진 규칙이 없습니다. 그리고 긴 페니스야말로 사정 후 줄어들었을 때
삽입 상태로 클리토리스를 자극할 수 있습니다. 이 타이밍을 놓치지 말기
바랍니다.

　그렇다면 페니스가 긴 사람과 작은 사람 중 누가 섹스를 통해 더 행복
감을 느낄까요? 이것은 질이 긴 여성과 짧은 여성 중 누가 더 행복할 것인
지 묻는 질문과도 같습니다. 여성의 질이 입구에서 5cm 정도가 예민하듯,
남성의 페니스도 귀두 부위가 더 예민합니다. 남성과 여성은 같은 종, 같은
인간입니다. 당신이 남성이라면 자위를 할 때 귀두에서 5cm 아래 부분만
자극해보십시오. 사정하기 힘들 겁니다. 귀두와 소대를 포함한 앞쪽 5cm
부분이 자극을 받아야 사정을 하기 쉽습니다. 여성이 질 입구에서 5cm까
지가 예민한 것과 마찬가지입니다. 놀랍지 않습니까? 남성이 깊은 삽입으
로 여성의 질을 만족시키려고 한다면 분명 엉뚱하게 힘쓰는 것이고, 여성

또한 깊이 받아들이고 수축을 해서 남성에게 자극을 주려고 하지만 귀두가 있는 곳은 본인이 조일 수 없는 깊은 질 속이니 말입니다. 페니스의 길이는 결국 남성의 섹스 만족도와도 상관이 없습니다. 엉뚱한 곳을 자극하려고 펌프질하는 남성이나 페니스를 흥분시킨다고 질을 조이려 배에 힘만 주는 여성은 누구를 위한 섹스를 하고 있는 걸까요? 짧은 페니스가 오히려 여성에게 더 만족감을 주기 쉽지만 페니스가 길다고 실망할 필요는 없습니다. 긴 페니스의 속상함을 상쇄시켜줄 체위가 있습니다. 남성상위라고 모두 같은 남성상위가 아닙니다. 긴 페니스라고 꼭 깊게 삽입해야 하는 것은 아닙니다. 생각해볼까요? 우리는 엄청나게 똑똑한 유인원입니다. 우리는 머리를 쓸 수 있습니다.

까짓것, 키우면 될까요?

───────── 페니스 확장 수술이나 보형물을 넣는 방법을 통해 자존심을 키우려는 남성들이 꽤 많습니다. 귀두를 더 크게 하려고 보형물이나 필러를 넣기도 합니다. 물론 가장 큰 이유는 파트너를 더 만족시키고 싶어서일 겁니다. 그런데 상대 여성도 원하고 있을까요? 여성이 만족하지 못한 이유는 페니스의 크기 때문이 아닐 수 있고, 더 커진 귀두를 좋아할 수도 있지만 오히려 징그러워할 수도 있습니다.

페니스 길이 확장 수술은 주로 길이가 8cm 미만인 남성들에게 시행하는데, 골반 뼈까지 파묻혀 있는 페니스를 길어 보이게 하려고 골반의 지방을 제거합니다. 어차피 숨어 있는 페니스를 겉으로 보이게 하는 수술입니다. 이 수술로 많이 늘려야 2cm 정도입니다. 물론 6cm에서 8cm가 되면 30% 이상 길어진 것이므로 상당한 차이가 납니다. 지방 흡입 수술과 비슷하니 페니스를 길게 보이고 싶다면 살을 빼는 것도 좋습니다. 재미있는 것은 비만을 치료했을 때 섹스에 대한 본인의 만족도가 증가하고 횟수도 증가한다는 것입니다.

페니스의 길이를 잴 때는 배꼽 쪽에서 배를 꾹 눌러 복부 지방의 두께를 감안하면서 뿌리부터 잽니다. 배의 피부부터 재면 배 나온 사람들은 마른 사람에 비해 페니스가 작게 측정됩니다. 그래서 뱃살을 빼면 보이는 페니스의 길이가 길어집니다. 보고에 따르면 7kg 정도 감량하면 페니스가 1cm 정도 길어 보인다고 합니다.

여자는 괜찮다고 하는데 왜 남자들은 길이에 불만을 가질까요? 남자들은 페니스가 크면 좀 더 남성답고 강인해 보일 거라고 생각합니다. 사우나에서 보면 페니스가 큰 사람이 좀 더 당당히 걸어 다닙니다. 그러나 페니스가 큰 남성과 섹스를 해본 여성 중에는 실망을 느끼는 분들도 있습니다. 크기만 클 뿐 다른 용도에는 딱히 도움이 안 되기 때문입니다. 여성의 질 안에는 주름이 많이 있어서 페니스의 굵기에 맞춰 적당히 늘어나거나 줄어듭니다. 결국 여성은 남성의 크기를 섹스를 통해서는 정확히 알지 못합니다. 생각해보면 페니스와는 비교도 할 수 없을 만큼 큰 아기의 머리가 질을 통해 나옵니다. 아무리 페니스가 크다고 해도 아기 머리보다 크지 않습니다. 질은 그 정도로 늘어나지만 아기의 머리가 나올 때 여성들은 죽을 만큼 아파합니다. 크다고 좋은 건 아닙니다. 남성 확대 수술은 그저 사우나에서 자신감 있게 걷기 위해 돈을 쓰는 거라고 생각하면 됩니다. 평소에는 크기가 각기 다르지만 발기하면 비슷한 크기가 되니 그저 평상시에 커 보이려고 수술을 하는 것입니다. 그리고 사우나에서 보는 다른 남자의 페니스는 자신의 페니스보다 커 보입니다. 위에서 보는 것보다 앞에서 보는 것이 더 커 보이기 때문입니다.

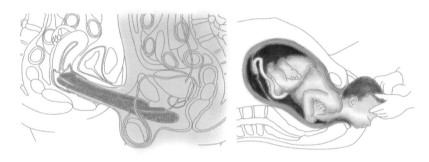

| 페니스가 삽입된 모습과 아기 머리가 나오는 장면 |
질은 아기가 나올 수 있을 정도로 늘어납니다. 페니스가 아무리 커도 아기보다 크진 않습니다.

확대 수술을 원하는 남성이 있다면 적당한 페니스의 크기는 얼마라고 생각하는지 묻고 싶습니다. 얼마 전 만난 65세 여성은 남편이 확대 수술을 하려고 한다면서 속상해했습니다. 폐경 이후 질이 건조해져 섹스를 하면 통증으로 고통스러운데 오르가슴을 잘 못 느끼는 부인을 위해 남편이 생각해 낸 것이 확대 수술이라는 것입니다. 어쩜 그렇게 여자 마음을 모르는지 안타까울 뿐입니다. 그래서 이렇게 책을 쓰고 있지만 더 안타까운 것은 그런 수술을 생각하는 분들은 이 책을 안 읽을 가능성이 더 높다는 것입니다.

사랑하는 배우자를 위해서 남성 확대 수술에 1,000만 원을 쓰려고 고려

중이라면 혹시 배우자는 다른 것을 원하고 있지는 않은지 대화를 해보기 바랍니다. "내 사랑! 당신을 위해 쓰려고 하는 1,000만 원이 있는데 이걸로 확대 수술을 할 수도 있고 당신이 원하는 다른 걸 할 수도 있어요. 어느 쪽이 더 행복할 것 같아요?" 이렇게 얘기한다면 최고의 남자가 될 수 있을 겁니다.

여성의 질은 입구에서 5cm 정도까지만 느낌이 있다는 것을 잊지 마세요. 기껏 길게 만들어봐야 상대 여성은 그 차이를 잘 모를 수 있습니다. 자궁경부를 자극하려고 페니스를 길게 하지 말고 손가락을 깊이 넣어서 자궁경부를 자극해줄 수도 있습니다. 자궁경부를 자극해주고 싶다면 반드시 오르가슴을 느끼게 한 뒤에 해야 합니다. 물론 손가락이 짧다면 자궁경부를 못 만질 겁니다. 페니스도 짧고 손가락도 짧다고요? 괜찮습니다. 삶이 공평하진 않으니까요. 할 수 없는 부분을 아쉬워하지 말고 할 수 있는 부분을 강화시키면 됩니다. 그게 더 쉽고 효과적인 영역입니다. 스포츠 세계의 1인자들은 단점을 극복하기보다는 강점을 강화해서 그 자리에 오른 경우가 더 많습니다. 골프 심리의 대가 밥 로텔라 박사도 자신이 하고 싶은 샷보다는 할 수 있는 샷을 해야 승리한다고 『골프, 완벽한 게임은 없다』에서 말하고 있습니다. 갖지 못한 것에 대한 환상으로 낭비할 시간은 없습니다. 자신의 강점을 발견했을 때 섹스도 더 즐거워질 수 있습니다. 각각의 강점은 우리 모두에게 있습니다. 페니스가 작다면 키우려 하지 말고 여성이 더 원하는 것들을 해주세요. 어차피 배우자는 크기에 신경 쓰고 있지 않습니다. 남성이 할 수 있는 영역 중에 여성이 원하는 것들이 많습니다. 그중 가장 강조되어야 하는 부분이 전희와 후희이고, 체위를 이용해 보완할 수도 있습니다. 그리고 의학적인 도움도 있습니다.

동물의 페니스에는 대부분 뼈가 있습니다. 그런데 페니스에 뼈가 있으면 섹스 이외의 활동을 하기에는 불편합니다. 일상생활이 많은 포유류는 페니스가 작거나 뼈가 없어지는 방향으로 진화했습니다. 고래는 평소에는 페니스를 몸에 숨기고 다니다가 섹스할 때 발기해서 밖으로 나오게 합니다. 현대의 남성도 팬티로 고정해서 다니다가 섹스할 때 발기시킵니다. 고래는 암컷 한 마리와 수컷 여러 마리가 동시에 섹스하기에 긴 페니스가 필요합니다. 다른 수컷과의 경쟁에서 유리하기 때문입니다.

그럼 인류는 어떤 이득이 있기에 긴 페니스를 선호하게 된 것일까요? 그건 아마 임신 확률을 높일 수 있었기 때문일 겁니다. 정자가 여성의 질을 끝까지 거슬러 올라가는 일은 쉽지 않기에 그 거리를 줄여 임신 확률을 높이기 위해 긴 페니스가 살아남았을 겁니다. 여성을 만족시키기 위해서라기보다는 유전자를 효과적으로 퍼트리기 위해 긴 페니스를 선호했을 거라는 의미입니다.

남성 확대 수술의 필요성을 말하는 의사들은 인간의 페니스가 길고 굵은 방향으로 진화했다는 인류학자들의 견해를 곁들이면서 인간은 본능적으로 큰 페니스를 선호한다고 주장합니다. 페니스가 길어지고 굵어진 이유는 남성이 자신의 유전자를 최대한 안전하게 널리 퍼트리기 위해서지 여성을 만족시키기 위해서가 아닙니다. 지금은 일부일처제 사회이고 유전자 검사로 간단하게 친자 확인이 가능한데 페니스를 왜 키워야 하는지 모르겠습니다. 포르투갈의 축구선수인 호나우도는 결혼을 하지 않았지만 친자 확인을 통해 자신의 아기가 태어났다고 발표했습니다. 지금은 길고 굵어야 하는 시대가 아닙니다. 여성들은 페니스의 크기보다는 그것을 제대로 이용할 줄 아는지에 더 관심을 갖고 있습니다. 타이타닉처럼 큰 배는 세밀한 운항을 못 해 빙하에 부딪혀 침몰했습니다. 배가 침몰할 때 사람을 살리는 배는 작은 구명정입니다.

피가 날 정도로 큰 게 아닙니다

————— 페니스 크기에 대한 오해를 남성만 하는 것은 아닙니다. 파트너의 페니스가 커서 섹스를 하면 피가 난다며 병원에 오는 여성이 종종 있습니다. 검사를 하고 상담을 다시 해보면 이른 삽입으로 인한 질 입구 출혈인 경우가 대부분입니다. 여성의 질은 확장성이 무척 크므로 페니스가 크다고 출혈이 일어나지는 않습니다. 준비가 안 된 질에 페니스가 들어와서 크게 느껴지고 애액이 마른 상태에서 피스톤 운동을 빠르게 해 상처가 생긴 겁니다. 삽입할 때 여성이 통증을 호소한다면 남성은 본인의 페니스가 커서 그렇다고 뿌듯해할 것이 아니라 여성이 충분히 준비된 상태에서 삽입을 했는지 되돌아봐야 합니다. 남성의 마음 자세에 따라 여성은 오르가슴에 도달할 수도 있고 통증 때문에 빨리 끝나기만 바랄 수도 있습니다.

물론 섹스 시 여성의 출혈에는 이 외에도 다양한 원인이 있습니다. 처녀막이 찢어진 경우도 있고, 자궁경부의 용종이나 미란, 암 등 부인과 질환 때문인 경우도 있습니다. 섹스 후 출혈이 있다고 찾아온 40~50대 환자 중에는 자궁경부암에 걸린 분들이 꽤 있습니다. 심지어 24세 여성 환자도 있었습니다. 제가 검진한 환자 중에는 섹스 후 출혈을 당연하게 여겼다가 임신 중 자궁경부암이 진행되어 결국 자궁을 제거한 산모도 있었습니다. 그러므로 섹스 후 출혈을 무시하면 절대 안 됩니다. 둘 다 준비된 상태에서 조심스럽게 섹스를 했는데도 여전히 출혈이 있다면 여성의 산부인과 검진을 고려해야 합니다.

발기부전, 자연스럽게 치료 받으세요

——— 남편이 발기부전인데 혼자 끙끙 앓고 병원에 안 간다고 부인이 도움을 청한 경우가 있었습니다. 두 분이 섹스에 대해 말씀을 나누지는 않았고 그냥 늘 같은 체위로 하셨답니다. 전희도 모르고 재미도 없었고 분비물도 없어 아프기만 했다고 합니다. 이제 남편이 발기부전이 되었으니 아프지 않아 좋은 것도 같은데 서운하기도 하답니다. 남편은 어차피 병원에 안 올 거라면서 자기에게 말해달라고 합니다. 하지만 알려드려도 남편에게 말 못하실 겁니다.

발기부전은 페니스가 삽입할 수 있을 정도로 발기가 되지 않거나 강직도가 약하고, 또는 발기가 되더라도 잘 유지되지 않아 만족스러운 섹스가 이루어지지 않는 것을 말합니다. 발기부전이 심하면 삽입 섹스가 불가능해질 것이므로 발기에 문제를 느낀 남성들은 심한 자신감 저하에 빠지거나 자신의 젊음이 끝났다고 생각하기도 합니다. 보고에 따르면 우리나라 40대 이상 남성의 절반 이상이 발기부전을 경험하고 있다고 합니다. 이 중 전혀 발기가 되지 않는 중증질환은 흔하지 않고, 가끔씩 발기에 문제를 겪는 경우가 대부분입니다.

발기는 신체 상태나 기분에 따라 일시적으로 잘 안 될 때도 있으므로 발기가 되지 않았다고 해서 무조건 발기부전인 것은 아닙니다. 그래도 6개월 이상 지속적으로 절반 정도 비중으로 발기가 되지 않는다면 남성클리닉을 찾아 상담과 검사를 받아보기 바랍니다. 발기부전은 신체적인 문제, 약물적인 문제, 정신적인 문제 등으로 인해 발생할 수 있는데 원인에 따라 치료 방법이 상이하므로 다각도로 정밀하게 점검해보는 것이 좋습니다. 정말 치료가 필요한 경우에는 다행히 발기부전에 쓰는 약들이 상당히 많습니다. 비아그라 외에 국내 약들도 많이 나왔습니다. 물론 무조건 약으로만 해결하는 것은 아닙니다. 다른 병이 있거나 생활습관이 문제인 경우에는 원인을 교정하면 발기부전도 자연스럽게 치료될 수 있습니다. 발기부전이 해결되면 사회생활에도 자신감이 생깁니다. 발기부전에 대해 병원에서 전반적인 치료를 받는다면 남은 생이 더 행복한 추억으로 가득해질 겁니다. 세상은 이용할 만한 시설이 많습니다.

피부질환이나 감기 등의 증상을 먼저 얘기한 후에 발기부전 약도 처방해 달라고 덧붙이는 분들이 있습니다. 발기부전만 말하기는 어려운가 봅니다. 발기부전은 부끄러운 병이 아닙니다. 발기가 안 된다고 남성의 힘이 다한 것이 절대 아닙니다. 다른 질병과 마찬가지로 자연스럽게 병원이나 클리닉을 찾아 치료 받을 정도로 생각을 바꾸면 좋겠습니다. 발기부전을 치료하겠다는 것은 남성의 자존심을 찾는 일이기 이전에 그만큼 배우자를 사랑한다는 뜻입니다.

정자와 정액에 대한 몇 가지 진실

———— 섹스의 시작이 무엇이라고 해야 할지는 모르겠습니다. 하지만 섹스의 끝은 대부분 남성의 정액이 나오는 사정이라고 생각하는 것 같습니다. 왜 남성이 사정을 하면 섹스가 끝나는 걸까요? 우리가 섹스를 하는 목적이 정액을 보는 것이었을까요? 어쨌든 사정을 하면 더 이상 피스톤 운동을 하지 않는 남성이 대부분입니다.

사정할 때 나오는 정액에는 평균 1억 개의 정자가 있지만 오직 한 개만이 난자와 만나 목적을 달성합니다. 나머지는 실패자라고 생각할 수도 있지만 엄밀히 말하면 모두 성공자입니다. 그 한 마리를 보호하기 위한 다른 역할을 성공적으로 수행했기 때문입니다. 다른 역할은 무엇일까요?

영국의 조사에 의하면 남성은 여성과의 첫 경험을 하기 전까지 약 2천 번의 사정을 하며 평생 7천 번 정도 사정을 한다고 합니다. 한 번 사정할 때 나오는 정액이 3㎖ 정도이니, 이 조사대로라면 남성은 평생 21ℓ의 정액을 사정하는 것입니다. 톨 사이즈 커피 60잔 정도 분량입니다. 수퇘지는 한 번 사정에 0.5ℓ의 정액을 쏟아낸다고 하니 인간의 정액은 수퇘지의 정액에 비하면 새 발의 피 정도입니다.

사정할 때 정액의 속도는 초당 70cm 정도이며 젊을수록 빠르고 나이가 들수록 느려집니다. 중학교 2학년 때 친구들이 누가 더 빨리 멀리 사정하나 내기를 했던 것이 기억납니다. 저는 그때 자위행위를 몰라 그게 무슨 놀이인지 몰랐는데 알았다면 같이 했을 겁니다. 어떤 미국 드라마를 보니 의사들은 경쟁에 지기 싫어 공부를 열심히 하다 보니 의사가 되는 경우가 많다는 말을 하더군요. 행여 더 빨리 멀리 사정하기 게임에서 졌다면 매일매일 연습을 하느라 지쳤을 것도 같습니다. 2천 번이 4천 번이 될 정도로 말이죠.

페니스에서 질 안으로 사정된 정액은 빠른 속도로 자궁의 시작 부위인 자궁경부와 그 주변에 도착합니다. 진했던 정액은 점점 부드러운 액체가 되고 정자는 움직이기 시작합니다. 현미경으로 정자의 운동을 보았다면 그 엄청난 속도에 놀라겠지만 확대경이라서 그렇게 보이는 겁니다. 실제 정자는 시간당 2.5cm의 속도로 여성의 생식기 안을 헤엄칩니다. 질 입구에 사정된 0.006cm의 정자가 25cm에 달하는 질, 자궁, 나팔관을 헤엄쳐가는 데는 산술적으로 열 시간이 걸립니다. 자궁경부에 사정된 정자는 거리 면에서 유리하니 젊을수록 임신율이 높은 겁니다. 그래서 남성은 사정할 때 최대한 깊게 삽입하려고 합니다. 정자가 포함된 정액에 있는 프로스타글란딘이 자궁과 나팔관의 수축을 일으켜 두 시간 정도면 나팔관에 있는 배란된 난자를 만날 수 있습니다. 또한 정자가 자궁에 도달한 뒤에 여성이 오르가슴을 느껴 자궁이 수축한다면 그보다 더 좋은 일은 아마 없을 겁니다. 물론 오르가슴으로 인한 자궁 수축이 없어도 임신이 가능합니다. 그렇기에 성폭행에 의해서도 임신이 되는 겁니다. 오르가슴이 임신에 도움이 된다는 것에 동의하지 않는 의사들도 있습니다.

정액에는 정자 외에도 전립선 액과 쿠퍼선에서 생성된 분비물이 있어 약산성인 질 내의 환경을 알칼리성으로 바꿔 정자가 잘 살 수 있도록 도와줍니다. 정자는 여성의 몸 안에서 평균 2~3일 정도 살며 7일까지도 살 수 있습니다. 그러니 임신을 원하지 않는다면 배란기 1주일 전부터 질 내에 사정하지 말아야 합니다. 흥미로운 것은 섹스로 인해 배란이 빨리 일어날 수도 있다는 것입니다. 그러니 피임을 원한다면 배란기를 따지지 말고 콘돔을 사용하기 바랍니다.

불임클리닉에서는 임신을 위해 3일 정도 금욕 후 배란일 전날 섹스를 하고 배란 당일에는 섹스를 하지 않고 정자를 모아서 배란 다음날 섹스를 하라고 합니다. 고환에 충분한 정자를 모을 시간을 가지려는 이유입니다. 숫자로 밀어붙이려는 거지요. 하지만 가장 중요한 것을 잊은 듯합니다. 제대로 된 정자 한 마리면 된다는 사실 말입니다. 올림픽 순위를 매길 때 은메달 열 개보다 금메달 한 개를 우선하듯이 많은 정자보다 제대로 된 정자 하나만 있으면 됩니다. 꼬리가 두 개이거나 머리가 두 개인 비정상 정자를 많이 가지고 있는 남성에게 주 5회 정도 사정을 시키면 비정상 정자의 발생률이 떨어져 정상 정자 확률이 높아진다는 흥미로운 사실도 있습니다. 남성이 여성의 질에 사정하는 이유는 제대로 된 정자 한 마리를 난자에게 보내기 위해서입니다. 많은 비정상 정자를 계속 보내는 것보다는 제대로 된 하나를 보내는 것이 더 맞을 거라고 생각합니다. 그러니 배란일에는 쉬고 배란 전날과 다음날에 섹스를 하는 것보다는 그냥 3일 연속으로 하는 것이 더 좋을지도 모릅니다. 물론 가장 좋은 것은 평소에 자주 섹스를 하는 것입니다.

가끔 정자에 대한 항체가 있어 임신이 잘 안 되는 여성이 있습니다. 이론상으로는 이런 경우 잦은 섹스로 정자에 대한 항체 역가가 높아져 임신이 어려울 수 있습니다. 이론상으로는 그렇지만 다행히 실제 불임 가능성은 적다고 합니다. 즐기십시오. 더 행복할 겁니다.

1등으로 도착한 정자가 가장 우월할까요?

─────── 한 번의 사정으로 평균 1억 개의 정자가 나온다는 이유로 우리는 모두 1억 대 1의 경쟁률을 뚫고 태어났다는 말을 흔히 합니다. 난자에게 1등으로 도착한 가장 강하고 빠른 정자가 수정하여 새로운 생명으로 탄생했다고 말입니다. 하지만 가장 강하고 빠르다는 표현은 엄밀히 말해 정확하지 않습니다. 여성의 자궁에는 두 개의 나팔관이 있습니다. 1등부터 10등까지의 정자가 난자가 없는 다른 나팔관으로 들어갔다면 난자를 만난 정자는 11등이었는지도 모릅니다. 또는 전속력으로 달려 1등을 했지만 아직 배란이 되지 않아 난자를 만나지 못한 채 지쳐 죽은 정자 대신 무리 없는 속도로 도착해 늦게 배란된 난자와 만난 정자였는지도 모릅니다. 아무리 강한 정자더라도 자위행위로 휴지에 들러붙거나 콘돔 안으로 들어가거나 오랄 섹스로 위장에 들어가면 임신을 위한 경주에 참가조차 하지 못합니다. 그러니 가장 빠르고 강한지는 모르지만 행운만큼은 틀림없이 따른 정자가 수정에 성공한 겁니다.

임신이 되더라도 새로운 생명으로 태어나는 경우는 우리 생각보다 적습니다. 60~70%는 임신 초기에 자연유산으로 이어집니다. 정자와 난자가 만나 세포분열의 과정을 거쳐 태아로 진행되지만, 자궁 내 환경에 적응하지 못하거나 난자와 정자의 미토콘드리아 매칭이 잘 안 되거나 유전자 문제가 있다면 자궁은 수정란을 포기합니다. 다행히 유산이 매번 반복되지는 않습니다. 다음 번 임신에서 행복한 결과를 얻을 수 있습니다. 자궁이 좀 더 잘 적응할 수 있는 수정란을 고르는 것입니다.

유산이 연속적으로 일어난다면 병원에 가서 검사를 받는 것이 좋습니다. 수정란이 되는 임신 5주 이전에 일어난 유산은 우리 인간이 몰라도 되는 것을 의학의 발달로 인해 알게 된 슬픔이라고 생각하면 좋겠습니다. 과학이 행복을 보장하는 것은 아닙니다. 물론 그렇게 유산을 경험했다가 다음에 임신에 성공하면 그 행복은 몇 배로 돌아옵니다.

효과적인 남성의 자위행위 방법

——— 남성의 몸에는 여러 군데의 성감대가 있지만, 역시 발기된 페니스의 귀두를 자극했을 때가 가장 기분이 좋습니다. 맨손으로 자극하는 것이 너무 거칠게 느껴진다면 섹스용 젤리를 이용해도 좋고 샤워 중에 물이나 비눗물 등을 이용해도 됩니다. 특히 젤리를 손에 바르면 여성의 질 안처럼 부드럽게 느껴질 겁니다.

손을 동그랗게 말아 손가락과 손바닥으로 발기된 페니스의 몸통과 귀두를 잡고 위아래로 왕복하는 피스톤 운동을 하면 됩니다. 처음에는 형광등이 깨지지 않게 쥐듯 조심스럽게 잡고 하다가 본인이 원하는 강도를 찾으면 그 힘으로 감싸쥐면 됩니다. 엄지로 귀두를 자극하거나 다른 손으로 고환을 건드리면 더욱 빨리 사정에 이를 수 있습니다. 빠른 속도가 도움이 되는 경우도 있습니다. 사정에 임박했을 때 자극을 멈추고 페니스의 민감도가 떨어졌을 때 다시 자극을 주면서 사정을 조절하고 발기 시간을 연장하는 연습을 하는 것이 좋다고 말하는 성의학자들도 있습니다. 어쨌든 사정 직전에 자극을

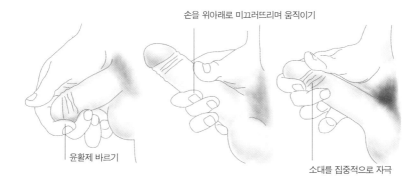

손을 위아래로 미끄러뜨리며 움직이기

윤활제 바르기

소대를 집중적으로 자극

| 남성의 자위 |

멈추어 조절하는 것은 여성과의 삽입 섹스에서 사정 시간을 조절하기 위한 연습이 될 수 있습니다.

　사정한 정액을 휴지에 받아 냄새를 맡아보십시오. 대부분 밤꽃향기가 나는데 밤꽃향기를 모른다면 일반 정액의 냄새가 밤꽃향기라고 생각하면 됩니다. 평소와 다른 냄새가 난다면 최근에 콘돔 없이 섹스한 여성에게서 성병이 옮은 것은 아닌지 생각해봐야 합니다. 가끔 오랄 후 정액 맛이 이상했다면서 성병 검사를 하러 오는 여성도 있습니다. 성병 때문에 냄새나 맛이 변할 수도 있지만 남성이 먹은 음식으로 인해 정액 맛이 변하기도 합니다. 설탕을 많이 먹으면 정액 맛이 달고, 소금을 많이 먹으면 쓰다고 하는데 먹어보지 않아서 잘 모르겠습니다.

섹스하다 죽을 확률

나이든 남성들이 섹스를 기피하는 이유 중 하나가 복상사에 대한 두려움입니다. 섹스하다 죽었다는 기사가 가끔 해외 토픽에 나오고 어느 공인도 복상사로 죽었다는 설이 있습니다. 섹스하다 죽었으니 가장 행복하게 죽었을 거라고 말하는 사람도 있습니다. 그런데 정말 그런 일이 자주 있는 걸까요? 성 심리학자 홍성묵의 저서 『굿 섹스 앤드 굿 라이프Good Sex & Good Life』에 따르면 복상사의 확률보다는 화장실에서 사망하는 확률이 더 높다고 하니 흔한 일은 아닙니다.

 섹스를 통한 에너지 소비는 골프, 자전거 타기, 1km 도보 정도에서 소비되는 양과 비슷합니다. 심장에 무리를 줄 정도는 아니라는 의미입니다. 그러니 너무 흥분한 나머지 심장에 무리가 생겨 죽음에 이른 것은 아닙니다. 복상사는 아내와 섹스를 했을 때보다 젊은 애인과의 밀회나 매춘의 형태로 자신의 집이 아닌 곳에서 서둘러 섹스를 했을 때 발생할 확률이 더 높습니다. 아내가 아닌 다른 여성과의 섹스가 더 즐거웠기 때문일까요? 그보다는 행여 들킬까봐 빨리 끝내려는 불편한 마음이 더해진 스트레스 가득한 상황이 원인이 되었을 가능성이 크다고 합니다. 또 복상사를 당한 사람의 평균 나이는 노년이 아니라 45세 정도입니다. 복상사는 황홀한 섹스 중의 죽음이라기보다는 스트레스를 받는 상황에서의 무리한 섹스로 인한 죽음이라고 합니다. 또 하나의 흥미로운 사실은 섹스 중에 사망하는 경우40%보다는 섹스 후에 사망하는 경우60%가 더 많다는 것입니다. '복상사'보다는 '과로사'가 맞는 표현일 것 같습니다.

그런데 복상사는 왜 남성에게만 일어날까요? 익숙하지 않은 환경에서 비밀스러운 섹스를 하는 것은 남성뿐이 아닌데 말입니다. 섹스를 공유했던 시절 이후로 여성은 주변에 자신이 배란 시기에 섹스를 하고 있다는 것을 알리고 싶은 본능이 있지만, 남성은 섹스 후에 다른 남성이 이 여성에게 덤비지 않도록 숨기고 싶은 본능이 있기에 익숙한 환경이 아닌 어색한 환경에서의 섹스일 때 더 큰 스트레스를 받기 때문인 것으로 보입니다.

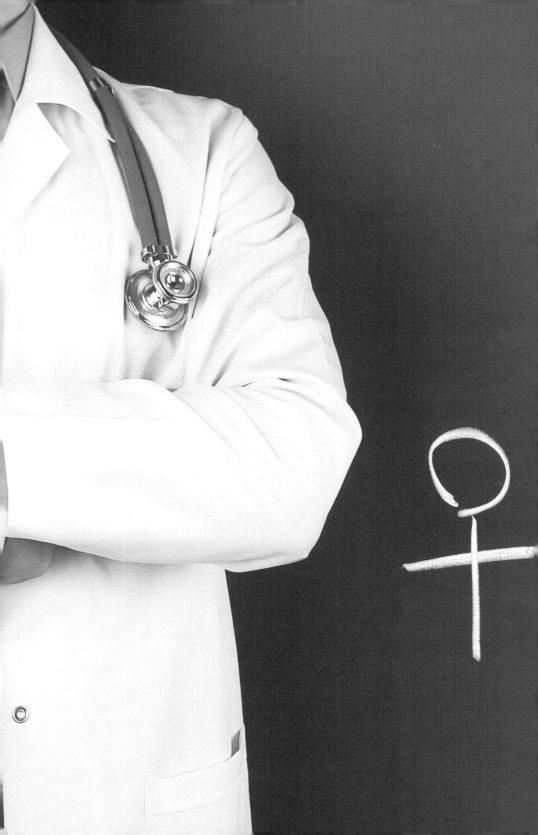

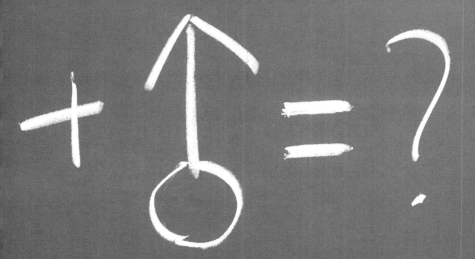

3

섹스
이해하기

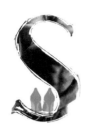

우리가 섹스를 하는 이유

─────── 당신이 섹스를 하는 이유는 무엇입니까? 임상 심리학자인 신디 메스턴Cindy Meston과 심리학자인 데이비드 버스David Buss가 여성의 성적인 동기를 탐구하여 통계적 방법으로 정리한 『여자가 섹스를 하는 237가지 이유』를 읽으면 여자뿐 아니라 인간이 섹스를 하는 수많은 이유가 나열되어 있습니다. 이렇게 많았는지 놀랄 수도 있고 생각을 전환할 계기가 될 수도 있을 겁니다. 저는 사람들, 특히 남자들이 섹스하는 이유를 임신, 자신의 기쁨, 상대방의 기쁨, 이렇게 세 가지로 봅니다. 임신이나 자신의 기쁨을 위해서 섹스를 한다는 것에 대해서는 많은 사람들이 동의하지만 상대방의 기쁨을 위해서 한다는 것에 대해서는 제게 상담 받은 여성들 중 많은 분들이 의문을 표합니다. "내가 얼마나 섹스를 싫어하는데 그 사람이 나를 위해 섹스를 한

다는 말인가요?"라며 오히려 정색합니다. 하긴 제가 상담한 분들은 섹스에 불만이 있는 분들이 대다수였기 때문일 겁니다.

섹스에 임하는 남성의 목적이 사정의 기쁨에만 있는 것은 아닙니다. 상대방이 만족하는 것 또한 간절히 바랍니다. 물론 그 진짜 이유는 상대방의 기쁨이 나의 기쁨을 더 증가시키기 때문일 겁니다. 그래서 많은 남성에게 섹스는 스트레스가 되기도 합니다. 여성이 만족하지 못했을까 걱정이고, 여성이 만족하기 전에 사정할까봐 고민입니다. 그래서 남성들은 그런 고민을 안 해도 되는 대상에게 돈을 지불하고 섹스를 하기도 합니다.

당신이 남성이라면 여성을 만족시키든 만족을 못 시키든 고민하지 말고 섹스에 임하십시오. 어차피 결과는 같습니다. 풍문 속의 섹스 잘하는 어떤 남성의 방식으로는 여성을 만족시키기 어렵습니다. 그런 섹스는 남성들이 자신이 원하는 방식으로도 여성에게 만족을 줄 수 있다고 생각하는 환상 속의 방법인 경우가 대부분이므로 현실의 여성을 만족시키기에는 역부족입니다. 진정으로 여성의 만족을 바란다면 남성 입장의 섹스가 아닌 여성 입장의 섹스를 해야 합니다. 남성이 생각하는 수준의 만족을 여성에게 못 준다고 생각된다면 지금까지 해온 방식을 더 강화하지 말고 섹스 방식을 바꿔야 합니다. 여성의 방식으로 거꾸로 섹스를 해야 '여성이 만족하는 섹스'를 할 수 있습니다. 현란한 피스톤 테크닉을 연마하는 것보다 섹스에 대한 기본적인 생각을 바꾸는 것이 더 절실합니다.

대부분의 포르노에서는 강렬한 손 테크닉, 빠르고 강한 피스톤 운동과 환락에 빠진 듯한 여성들의 교성이 난무합니다. 포르노 속의 방식은 여성이 원하는 섹스라기보다는 남성이 여성에게 해보고 싶은 방식을 보여주는 것입니다.

여성이 실제로 원하는 섹스 방식은 당연히 여성에게 물어보는 것이 제일 좋지만 많은 여성들이 섹스에 대해 얘기할 줄 모릅니다. 얘기하면 안 된다고 사회문화적으로 길들여져 있기 때문이기도 하고, 어떤 섹스를 원한다고 말하면 밝히는 것으로 보일까봐 걱정도 되기 때문입니다. 섹스에 도움이 되는 수술을 받는 여성들조차도 수술 사실을 비밀로 하고 싶어하는 경우가 많습니다. 상대방을 위해 수술을 한 것인데도 말입니다.

여러 가지 이유로 섹스에 대한 남녀의 진솔한 대화는 어렵습니다. 그렇기에 우선 남성은 자신의 파트너가 원하는 섹스보다는 대부분의 여성이 원하는 섹스로 시작하는 것이 수월할 겁니다. 여성들은 대부분 거친 클리토리스 자극과 피스톤 운동에 진저리를 내고 있습니다. 그녀는 오히려 당신의 사랑한다는 말과 예쁘다는 말, 부드러운 손길, 애정이 담긴 키스와 포옹을 좋아하고 기대합니다. 물론 그렇지 않은 여성들도 있습니다. 또한 여성도 자신의 오르가슴 못지않게 남성이 만족하는 것을 원합니다. 거침없는 교성을 지를 수도 있지만 남성이 만족한다면 작은 흥분 정도에도 행복할 수 있습니다. 교양 있는 여성이 교성을 어떻게 지르느냐고 생각하는 남성은 정말 섹스에 대해 모르는 겁니다. 아기가 아플 때 소리 내어 우는 것처럼 여성은 오르가슴에 도달하면 소리를 지르게 됩니다. 이는 우리 유인원의 공통점입니다.

많은 남성들이 강하고 남성다운 섹스를 통해 여성에게 오르가슴을 선사하는 장면을 생각하면서 이를 시도하지만 이른 사정으로 난감해지기도 합니다. 이른 사정, 조루는 오랫동안 섹스를 참았다는 증거이자 젊다는 증거이므로 가볍게 미안함을 표시하고 다른 방식으로 사랑을 해주면 됩니다. 우리에게는 자유롭게 움직이는 손도 있고 발도 있고 입도 있습니다. 섹스의 끝은 남성이 사정을 했을 때가 아니라 상대방을 사랑하는 육체적 행동을 그만두었을 때입니다. 포르노에서는 대개 남성이 여성의 얼굴에 사정을 하고 끝나지만 현실 속의 섹스는 절대로 그렇지 않습니다. 현실에서 여성의 얼굴에 사정하지 않듯이, 포르노처럼 여성을 대하지 말고, 포르노처럼 섹스를 끝내지 마십시오. 물론 얼굴에 사정해줄 것을 바라는 여성도 있습니다. 섹스에는 다양성이 있습니다.

그렇다면 섹스의 시작은 언제입니까? 피스톤 운동을 시작했을 때는 아닐 겁니다. 서로를 만졌을 때입니까? 키스를 했을 때입니까? 섹스를 나눌 장소에 이르렀을 때입니까? 시작이 언제라고 생각하든 많은 여성들은 섹스의 시작에서 삽입까지 이르는 시간이 충분한 것을 좋아합니다.

섹스는 남성이 일방적으로 리드해야 하는 것은 아닙니다. 남성도 섹스를 리드받을 자격이 있습니다. 많은 남성이 여성을 위해 섹스를 해줘야 하는 줄 알고 있고, 또 많은 여성이 남성이 이끄는 대로 따라가야 하는 줄 알고 있기에 섹스가 불만족스럽습니다. 섹스는 기브 앤 테이크입니다. 테이크 앤 기브를 해도 됩니다. 우리는 섹스 외의 다른 분야에서는 주고받는 정서에 익숙합니다. 지금까지 수동적인 섹스를 하면서 그저 받아만 왔다면 이젠 주어야 할 때입니다. 사랑도 받을 때보다 줄 때 행복하고 봉사도 받는 것보다는 주는 것이 행복하듯 섹스도 사랑하는 사람에게 줄 때 더 좋은 것입니다. 반대로 너무 주기만 했다면 이젠 받아도 됩니다.

키스는 제대로 하십니까?

──────── 몸으로 하는 사랑 중 제일 좋은 것은 역시 키스입니다. 키스를 하면 부드러운 입술 자극과 함께 혀를 통한 미각, 코를 통한 후각에 의해 자극을 받게 됩니다. 또한 키스를 하기 전 눈으로 받는 자극도 엄청납니다.

키스로 우리는 상대방의 타액을 확인할 수 있습니다. 키스는 상대방의 건강 상태를 파악하는 검사이기도 합니다. 입 냄새와 타액의 상태를 입과 코로 확인함으로써 상대방의 건강 상태를 파악할 수 있습니다. 섹스를 통해 임신을 하는 여성으로서는 조금이라도 더 건강한 남성을 선택하고 싶을 겁니다. 남성 또한 좀 더 건강한 여성에게 자신의 유전자를 퍼트리고 싶습니다. 그렇기에 키스를 통해 상대방의 건강 상태를 파악하는 것은 성욕을 더욱 자극하는 방법이기도 합니다.

화려한 키스 기술을 보유하고 있는데 담배를 피우신다고요? 상대방이 담배를 피우지 않는다면 당신은 못된 남자이거나 지저분한 여자가 될지도 모릅니다. 나쁜 남자는 매력이라도 있는데 못되고 지저분한 남자는 성욕을 사라지게 합니다. 담배를 피운다면 키스 전에 양치를 하는 것이 예의입니다. 물론 건강함까지 얻을 수 있도록 금연하면 더 좋겠습니다. 여성은 섹스를 통해 건강하고 강인한 남성을 자신의 영역 안에 두고 싶어합니다. 담배 냄새를 싫어하게끔 조직된 인간의 마음을 이해해야 합니다. 당신의 입 냄새 때문에 상대방의 섹스 욕구가 사라질 수 있습니다. 나쁜 키스는 테크닉이 부족한 키스가 아니라 나쁜 입 냄새가 나는 키스입니다.

여성들이 좋아하는 키스는 다양할 수 있습니다. 그 다양성을 남성들이

완벽하게 충족시켜줄 수는 없을 겁니다. 가장 좋은 방법은 상대방이 당신에게 해주는 방식으로 키스를 하는 겁니다. 대개의 여성은 격렬한 키스보다는 얕고 부드러운 키스, 처음에는 서로의 입술을 가볍게 물면서 하다가 웬만큼 무르익었을 때 부드럽게 혀를 넣어 입술 가까운 곳을 어루만지는 느낌으로 하는 정도의 키스를 좋아합니다. 여성의 혀가 입 안에 들어왔을 때도 바로 잡아채 당기는 것보다는 움직임과 감촉을 느끼면서 반겨주면 키스만으로도 분위기가 한층 달아오를 것입니다. 그 어떤 키스가 있더라도 여성들이 제일 좋아하는 키스는 분명 사랑하는 마음이 담긴 키스일 겁니다. 거품 키스니, 사탕 키스니 하는 드라마 속 키스에 여성들이 열광하는 이유는 어떤 기술 때문이 아니라 사랑이 담긴 키스였기 때문입니다. 여성들은 즐거웠던 섹스로 행복해하기도 하지만 꼭 안아주면서 했던 가벼운 키스만으로도 충분히 행복해합니다. 딥키스만이 최선은 아닙니다. 오히려 분위기가 무르익지도 않았는데 무조건 거칠게 혀만 밀어 넣는 키스는 준비 안 된 여성에게 삽입 섹스를 하는 것과도 같습니다.

또한 키스를 했다고 꼭 섹스로 연결이 되어야 하는 건 아닙니다. 남성들은 키스를 섹스 전의 전희로 생각하는 경향이 있어 키스를 하면서 다음 단계를 염두에 두곤 합니다. 하지만 늘 그렇게 키스 다음은 섹스라는 공식을 만들어놓으면 여성은 키스만으로도 미리 부담스러워할 수 있습니다. 삽입을 위한 준비 운동으로 키스를 하지 말고 사랑을 담은 키스만으로도 섹스 이상의 감동을 주고받을 수 있다는 것을 생각하기 바랍니다. 마음이 담긴 키스는 그것만으로 완성된 사랑의 표현이 될 수 있습니다.

섹스를 하는 도중의 키스는 지금의 느낌을 표현하고 교감할 수 있는 신호이자 대화와도 같습니다. 이때는 몸의 흥분 상태가 충분히 전달될 만큼 강렬하고 야한 키스를 할 수 있습니다. 입으로 피스톤 운동을 하듯이 서로의 입술이나 혀를 빨 수도 있고, 함께 혀를 내밀어 공중에서 비빌 수도 있습니다. 반면 달아오른 상대방의 얼굴을 지그시 바라보면서 건네는 다정한 입맞춤 또한 강한 키스 못지않게 드라마틱한 흥분을 안겨줄 수 있습니다. 섹스와 마찬가지로 키스 또한 현란한 기술보다는 파트너와 맞추며 움직이는 리듬, 힘과 깊이에 완급이 있는 변화가 더 중요합니다.

전희는 얼마나 하십니까?

──────── 상담을 받는 여성 중 많은 분들이 섹스 파트너가 너무 빨리 삽입하는 것을 힘들어합니다. 본인은 준비가 안 되었는데 남성은 서둘러 삽입을 하니 섹스가 싫어진다고 합니다. 요즘도 그런 남자가 있느냐고요? 상담을 해보면 놀랄 정도로 많습니다. 하긴 본인의 섹스를 제대로 평가 받은 남자가 몇 명이나 있을까요? 남성의 속도에 맞춰 삽입을 했으니 남성이 100m 결승선을 통과하면서 만세를 부를 때 여성은 50m도 못 온 상태입니다. 이건 더 뛸 수도 없고 이대로 멈추자니 출발 이후의 노력이 아까워 너무 속이 상하는 상황입니다.

뜨거운 국물을 먹을 때 우리는 숟가락에 국물을 뜨고 입으로 불어서 어느 정도 식힌 뒤에 먹습니다. 아무리 맛있는 국물도 식히지 않고 바로 먹으면 화상을 입을 수 있습니다. 어떤 음식이든 적합한 온도를 맞춰 먹어야 더 맛있습니다. 섹스도 마찬가지입니다. 서로 충분히 준비가 되어야 안전하고 즐겁게 할 수 있습니다. 여성은 준비가 되었는데 남성은 준비가 안 된 경우, 즉 발기가 안 된 페니스로 삽입을 할 수는 없습니다. 발기 안 된 페니스로 삽입을 하는 어처구니없는 남성이 없듯이 준비 안 된 여성에게 삽입하는 몰상식한 남성도 없어야 합니다.

준비가 안 되었을 때는 물론이고 준비가 되었더라도 즐거운 섹스를 위해 필요한 것이 전희입니다. 전희의 기본은 서로의 성감을 끌어올리기 위해 성감대를 손으로 만지거나 몸으로 비비거나 입으로 자극하는 것입니다. 그럼 어디를 어떻게 만져야 할까요? 일반적으로 가장 많이 하고 또 서로 원하는 전희는 키스, 가슴과 성기 자극, 오랄 섹스 등입니다. 그런데 매번 키스하고, 가슴 만지고, 성기 만지고, 젖으면 삽입하는 과정만 순서대로 한다면 지루해질 겁니다.

섹스에서 꼭 알아야 하는 것은 '남들이 하는 방법'이 아니라 '내가 원하는 것'입니다. 자신이 좋아하는 곳을 자극하도록 파트너를 유도하세요. 상대방이 손이나 입으로 애무하다가 내가 원하는 곳에 다다르면 좀 더 강한 신음소리로 신호를 보내도 되고 그곳으로 상대방을 이동시키거나 몸을 움직여도 됩니다. 가장 쉬운 방법은 말로 요구하는 겁니다. 파트너는 당신이 행복하길 바라고 있습니다. 당신이 행복해질 수 있는 곳으로 마음껏 안내하십시오.

하지만 자신의 성감대가 어디인지 아직 잘 모르는 분이 많습니다. 그건 파트너도 마찬가지입니다. 그렇기에 섹스는 엄청난 호기심을 유발하는 호기심 천국이 될 수 있습니다. 이성이라는 미지의 신세계를 탐험하는 것처럼 파트너의 몸을 만져보세요. 손가락을 세워 부드럽게 간질이듯 천천히 구석

구석 어루만집니다. 어떤 곳에 다다르면 파트너의 몸이 움찔 떨릴 수도 있고 호흡이 커지기도 합니다. 자신도 모르는 곳에 있던 성감대가 파트너의 손길이 닿자 반응을 합니다. 그 즐거움을 함께 나누는 것은 둘만의 은밀하면서도 친밀한 관계를 쌓아가는 여정이기도 합니다. 몰랐던 성감대를 찾게 된다면 몸짓이나 소리로 표현하세요. 새로 발견한 성감대에서 멈추고 좀 더 세심하게 자극합니다. 그곳에 우산을 편다고 생각하고 손가락을 모았다가 다섯 방향으로 쫙 폈다가 다시 오므려보세요. 지속적인 자극만이 숨죽어있던 성감대를 다시 살릴 수 있습니다.

여성의 성감대 중 가슴을 빼놓을 수 없습니다. 대부분의 남성이 여성의 가슴을 좋아하고 여성도 남성이 가슴을 만지는 감촉을 좋아합니다. 여성에게 가슴은 강력한 성감대입니다. 유두를 포함한 유방을 애무하는 것만으로도 흥분이 고조되어 애액이 분비될 수 있습니다. 남성은 대개 여성의 가슴을 애무할 때 입으로 한쪽 유두를 빨고 한쪽 손으로는 다른 쪽 유방 전체를 만지거나 유두를 자극합니다. 이때 유두를 빠는 것도 좋지만 혀를 단단하게 세워 위아래로 문지르거나 유륜을 훑으며 빙글빙글 돌리면 더 좋습니다. 손으로 자극할 때도 손가락으로 쥐고 흔들거나 돌리는 것도 좋지만 손끝으로 살살 긁어주는 변화를 주면 더 좋습니다. 어떤 방식으로 애무해도 좋지만 남성이 반드시 염두에 두어야 하는 것은 여성의 유두는 아기가 젖을 빠는 것만으로도 때로 염증이 생길 만큼 부드럽고 여린 조직이라는 점입니다. 너무 강하게 빨고 이빨로 물거나 꼬집으면 안 됩니다. 여성은 남성이 유두를 자극할 때 아프면 아프다고 분명히 말하고, 남성은 그 말을 여성이 흥분해서 하는 말이라고 생각하지 말아야 합니다. 어떤 커플은 여성이 남성에게 원하는 강도를 "아이스크림", "딸기", "사과" 등의 말로 표현한다고 합니다. 아이스크림을 빨 듯이 부드럽게, 딸기를 깨무는 것처럼 살짝, 사과를 씹는 것처럼 조금 세게 등의 의미가 귀엽고 분명하게 전달됩니다. 이렇게 섹스에서 둘만의 신호를 만드는 것도 좋은 방법일 겁니다.

가장 강력한 성감대는 당연히 성기입니다. 파트너의 성기가 목적지라고 생각하고 그곳에 다다르는 여정을 즐겨보세요. 귓불과 목덜미, 쇄골을 지나 겨드랑이와 옆구리로 이어지는 길로 갈 수도 있고, 가슴골을 타고 내려가 배꼽 주위에 머물다가 치골로 내려갈 수도 있습니다. 입으로는 귓불부터 내려가고 손으로는 마주잡았던 손바닥에서 시작해 팔을 타고 올라와도 됩니다. 무릎과 오금에 머물다가 허벅지를 타고 항문으로 올라오는 길은 어떤가요. 엉덩이를 넓게 돌아 척추 아래쪽에서 우산을 펴고 놀다가 항문 골로 미끄러져 내려갈 수도 있습니다. 눈을 감고 이마에 맞을 딱밤을 기다리는 것처럼, 파트너의 손이 성기에 가까워질수록 성감이 높아집니다. 빨리 도달하지 않고 천천히 가는 것이 흥분을 더 높입니다. 직접 자극을 하지 않았는데도 도착해보면 이미 젖어 있거나 발기해 있을 수 있습니다. 그 여행에 집중해 있는 동안 둘만의 시간은 어느새 쏜살같이 지나가 있을 겁니다.

남성은 페니스에 피가 몰리면서 발기가 되어 준비가 된 것을 알 수 있고, 여성은 질에 분비물이 충분해지면서 준비된 것을 알 수 있습니다. 여성의 경우 질염이나 배란 등의 다른 이유로 분비물이 많아진 경우도 있으므로 준비가 되면 스스로 표현을 하는 것도 좋습니다.

자신은 충분히 전희를 한다는 분들에게 얼마나 하는지 물어보면 5분 정도라고 하는 분들이 있습니다. 사람이나 상황에 따라 그 정도로도 충분할 수 있지만, 대다수의 경우 15~20분 정도의 전희가 있어야 오르가슴에 도달하기 쉽다고 합니다. 그보다 짧던 길던 서로 만족하고 준비가 되었는지가 중요합니다.

섹스의 꽃, 절정은 남성에게는 사정이고 여성에게는 오르가슴입니다. '죽도록 재미있다!'는 표현이 딱 맞는 순간으로 프랑스에서는 오르가슴을 '작은 죽음'이라고 표현합니다. 이렇게 재미있는 순간을 함께 맞이하기 위해서는 서로에 대한 애정과 배려가 담긴 전희가 반드시 필요합니다.

우리는 손을 사용하는 유인원입니다

─────── 유인원에는 오랑우탄, 고릴라, 긴팔원숭이, 침팬지, 인간 등이 포함되며 이 중 인간은 꼬리가 없습니다. 유인원에게는 앞발이라는 용어 대신 팔이라는 표현을 씁니다. 팔에는 발과는 다른 손가락이 있습니다. 인간의 발가락은 모두 같은 방향을 바라보기에 다섯 발가락을 오므려도 서로 만나지 않지만 인간의 다섯 손가락을 오므리면 엄지는 나머지 네 손가락과 마주칠 수 있습니다. 이는 일부 영장류와 인간만이 보이는 진화의 특징입니다.

팔과 손가락을 사용함으로써 인류는 도구를 잘 사용하게 되었고 문명을 이룩했습니다. 임신만을 위한 본능적인 섹스에서 팔의 용도는 한 가지밖에 없습니다. 남성으로서는 빨리 사정을 하고 난자를 만나게 해야 임신 가능성을 높일 수 있기 때문에 팔의 역할은 여성을 붙잡는 일뿐이었을 겁니다. 하지만 오늘날 우리는 임신만을 목적으로 하는 섹스가 아니라 즐거움을 위한 섹스를 합니다. 그렇다면 붙잡는 일 외에도 다른 용도로 손을 잘 써야 합니다. 섹스 중에 손을 가만히 둔다는 것은 당신이 유인원이라는 사실을 망각한 행동입니다.

우리는 서로의 성감대와 성기를 만질 수 있습니다. 남성이라면 여성의 클리토리스를 자극하는 것만으로도 오르가슴을 선사할 수 있습니다. 지스팟 오르가슴을 느낄 수 있는 여성이라면 클리토리스와 지스팟을 동시에 자극해 더 깊은 오르가슴을 전달할 수 있습니다. 질 안에 엄지를 넣고 검지와 중지로 클리토리스를 만져도 되고, 그 반대도 해도 됩니다. 동시에 여러 곳을 자극할 수 있다는 생각을 가지면 좋습니다. 손을 이용해 여성이 먼저 오르가슴에 이르게 하면 이후의 삽입 섹스가 훨씬 편해질 것이고 멀티 오르가슴으로 이끌 수도 있습니다. 또한 오르가슴에 가까울 정도로 흥분한 상태에서 삽입 섹스를 하면 여성이 만족할 가능성이 훨씬 높아집니다. 오르가슴에 이르는 시간을 맞추기 위해 삽입 섹스 중간에 피스톤 운동을 잠시 멈추고 손을 이용해 여성의 흥분을 끌어올릴 수도 있습니다. 여성이라면 남성의 성기를 손으로 자극함으로써 적극적으로 애정을 표현할 수 있습니다. 남성이 사정을 쉽게 하지 못하는 경우라면 삽입 전에 손을 이용해 충분히 흥분하도록 해주는 것이 도움이 됩니다. 또 피곤하다거나 다른 여러 가지 이유로 삽입 섹스를 하고 싶지 않은 날이라면 손으로 남성을 사정에 이르도록 해줘도 됩니다. 삽입 섹스가 피곤하고 힘들다 하여 피하지 말고 손을 비롯한 여러 다른 방법으로 서로 즐거울 수 있는 길을 찾아보십시오. 애정을 바탕으로 한 행복한 성생활을 포기하지 말았으면 좋겠습니다. 서로의 성기를 사랑해줄 수 있는 방법은 이 책의 앞쪽에 자위행위를 설명해 놓은 부분을 참고하면 도움이 될 것입니다.

또 너무 생식기에 집중하지 않는 것이 좋습니다. 제가 상담을 통해 확인한 사실 중 하나는 손으로 할 수 있는 가장 좋은 표현은 포옹이라는 것입니다. 여성뿐 아니라 남성도 포옹과 같은 신체 접촉을 선호합니다. 신생아 중환아의 경우 엄마를 비롯한 누구든 자주 안아줬을 때 회복이 빨랐다는 보고도 있습니다. 포옹은 아이와 어른, 남자와 여자 모두가 좋아합니다. 간지럽다며 싫어하는 경우도 있지만 거꾸로 생각하면 간지러울 정도로 엄청난 자극일 수 있다는 의미일 것입니다.

오랄 섹스, 당신의 창의력을 보여주세요

─────── 제가 의대생일 때 이비인후과 교수님이 입 안에 임질균이 있는 환자를 학회에 보고했다고 강의를 하셨습니다. 당시에는 성병이 성기에만 있지 입에 있을 수 있다는 걸 잘 몰랐었나 봅니다. 삽입만 섹스라고 생각하던 시대에 오랄 섹스가 전 세계로 퍼진 계기로 빌 클린턴 대통령과 모니카 르윈스키를 빼놓을 수 없습니다. 페니스가 휘는 페이로니 병을 앓고 있던 빌 클린턴으로서는 삽입 섹스보다 오랄 섹스가 더 편했을 겁니다. 백악관의 책상에서 오랄 섹스를 했던 빌 클린턴은 청문회에서 "성관계는 성기 삽입의 의미를 포함하기에 성관계를 하지 않았다는 말은 위증이 아니다"라고 주장하여 탄핵을 모면했습니다. 탄핵이 이루어지려면 상원의원 100명 중 3분의

2인 67명의 동의가 필요한데 50명만 탄핵을 찬성했기에 빌 클린턴은 대통령 직을 유지할 수 있었습니다. 탄핵에 반대한 의원들은 삽입 섹스만을 섹스로 생각했나 봅니다. 물론 대통령 탄핵 투표는 성기 삽입 없이 섹스가 성립할 수 있느냐에 대한 의견 조사가 아니었으니 개인의 성적 일탈을 정치적 문제로 연결해서는 안 된다고 생각해 탄핵을 반대한 의원도 있었을 겁니다. 결과야 어쨌든 이 사건은 오랄 섹스에 대한 관심과 논란을 일으킨 계기가 되었습니다.

조사에 따르면 미국 남녀의 80% 정도가 오랄 섹스를 경험했다고 합니다. 남성은 대부분 오랄 섹스를 좋아하지만 여성은 50% 정도가 싫어한다고 합니다. 오랄 섹스를 싫어하는 이유로는 '불결하다', '냄새가 난다', '변태 행위다', '종교적으로 받아들이기 힘들다' 등이 있습니다. 본인이 싫어하는 것은 하지 않는 것이 맞습니다. 하지만 성기는 손바닥보다 깨끗합니다. 여성의 생식기 냄새는 남성의 성욕을 더 자극하는 것으로 알려져 있습니다. 좀 더 당당해지면 좋겠습니다. 또한 동물도 오랄 섹스를 하지만 이는 아주 드문 경우이므로 오히려 오랄 섹스는 인간적인 섹스일지도 모릅니다. 어떻게 생각해도 페니스를 입에 넣기 싫다면 "당신의 거기가 너무 커서 입에 넣으면 목젖을 자극해 토할 것 같다"고 말해보세요. 아마 남성 파트너는 무지하게 기뻐할 겁니다.

오랄 섹스를 하는 자세는 크게 두 가지가 있습니다. 한 쪽이 다리 사이에 얼굴을 묻고 일방적으로 해주는 자세와 서로에게 해주는 69 자세입니다. 일방적으로 해준다고 해서 항상 아래쪽에 있어야 하는 것도 아닙니다. 69 자세를 유지하면서 번갈아 한쪽은 해주고 한쪽은 받는 것도 좋습니다. 69

자세 역시 남성이 위에 있어도 되고 여성이 위에 있어도 되며 함께 몸을 옆으로 기댄 측위로 해도 됩니다.

여성이 오랄 섹스만으로 오르가슴에 도달하려면 얼마 정도의 시간이 걸릴까요? 영국 BBC의 다큐멘터리에 따르면 20분 정도 걸린다고 합니다. 혀로만 도달하려면 상당히 힘들 거라는 생각이 들 겁니다. 하지만 오랄 섹스라고 해서 입과 혀만 이용해야 하는 것은 아닙니다. 입으로 하다가 힘들면 손으로 해도 되고 입과 손을 동시에 사용해도 됩니다. 당신의 다양한 능력을 창의적으로 발휘하기 바랍니다.

여성에게 오랄 섹스를 해줄 때는 우선 손가락으로 대음순과 소음순, 털 등을 젖히고 클리토리스를 노출합니다. 클리토리스 양쪽을 살짝 누르면 더 쉽게 노출됩니다. 그 상태에서 입술로 클리토리스를 쥐었다 놓거나 혀로 구슬을 굴리듯 어루만집니다. 혀 끝, 혓바닥으로 누르듯 지나갔다가 혀 밑으로 다시 쓰다듬으며 번갈아서 사랑해주면 혀가 덜 지칠 겁니다. 클리토리스뿐만 아니라 대음순, 소음순, 질 입구, 질 안, 항문 등 어디든지 사랑해줘도 됩니다. 특히 질 안을 혀로 자극해주면 여성은 남성이 얼마나 자신을 소중히 여

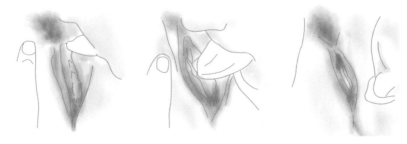

| 여성에게 해주는 쿤닐링구스 |
다양한 방법으로 클리토리스를 애무합니다. 질 안에 혀를 넣거나 질 주위를 핥아도 됩니다.

기는지 마음속 깊이 이해하게 될 겁니다. 질 안에 혀를 살짝 넣고 아이스크림 콘을 녹여 먹듯 혀로 음미해봅니다. 키스할 때 당신의 혀가 상대방의 입안을 여행하듯이 질 입구도 탐색하기 바랍니다. 이때 손은 아무것도 안 해도 되지만, 허벅지나 다른 성감대를 만지면 더 좋습니다. 여성이 좋아하는 리듬감으로 꾸준히 한다면 20분 이전에 오르가슴에 도달할 수 있습니다.

오랄 섹스를 해보면 혀로 지스팟을 자극하기는 꽤 힘들다는 것을 알게 될 겁니다. 하지만 지스팟을 자극하지 않고 클리토리스 자극만으로 여성이 오르가슴에 오르는 모습을 보면, 삽입 섹스로 지스팟을 자극하더라도 클리토리스를 자극하지 않으면 오르가슴에 도달하기 힘들다는 사실을 알 수 있습니다.

남성에게 오랄 섹스를 해줄 때는 주로 귀두를 자극하면 됩니다. 그렇다고 처음부터 귀두를 입에 넣고 피스톤 운동하듯 움직일 필요는 없습니다. 남성도 그런 걸 원하진 않습니다. 처음에는 귀두나 페니스 체부를 혀끝으로 간질이듯 건드려 보십시오. 뿌리부터 위쪽으로 핥아보아도 되고, 입술로 물고 하모니카를 부는 것처럼 위아래로 움직여도 됩니다. 한쪽 고환을 입으

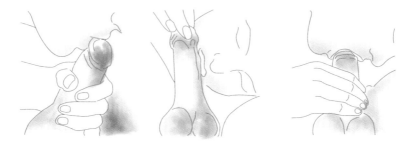

| 남성에게 해주는 펠라치오 |
귀두를 혀끝으로 핥거나 페니스 체부를 입술로 물고 위아래로 움직이며 입 안에 페니스를 넣고 피스톤 운동을 합니다.

로 빨아들여 사탕을 굴리듯 입 안에서 가지고 놀아도 되고, 항문을 원을 그리듯 자극해줘도 됩니다. 그리고 오랄 섹스의 목표지인 귀두로 가면 됩니다. 혀끝을 세워 귀두의 위아래, 앞뒤를 맛을 음미하듯 건드려주세요. 그리고 입을 반지 모양으로 만들어 위아래로 움직이며 피스톤 운동을 하면 됩니다. 얕게 넣었다 빼는 것을 반복할 수도 있고 목젖까지 깊게 넣을 수도 있습니다. 페니스가 목젖에 닿아 불편하면 페니스의 뿌리쪽을 손으로 잡고 깊이 조절을 합니다. 입의 크기는 평균 5~8cm이기에 페니스가 길면 목젖을 자극할 수밖에 없습니다. 입에 들어가지 않는 부분은 손으로 잡고 있거나 잡은 손을 움직여 피스톤 운동을 합니다. 오랄 섹스는 여성이 적극적으로 사랑을 표현하는 방식입니다. 자신이 할 수 있는 방식, 하고 싶은 방식으로 표현하세요. 움직이면서 남성과 눈을 마주치는 것도 좋습니다. 오랄 섹스를 하는 동안 손으로 고환이나 항문 등 주변 성감대를 문지르는 것도 매우 좋습니다. 입으로 하다가 지치면 손으로 피스톤 운동을 해도 됩니다. 오랄 섹스로 피스톤 운동을 할 때는 남성이 원하는 리듬을 찾는 것이 중요합니다. 처음엔 천천히 하다가 속도를 점점 높이면서 반응을 확인하십시오. 어느 순간 남성은 사정을 하게 될 겁니다. 사정할 때 나오는 정액은 2~3㎖이고 대략 6kcal 정도입니다. 먹어도 상관없지만 싫다면 손으로 마무리를 하거나 입 안에 사정했다면 휴지 등에 뱉습니다. 물론 사정하기 전에 삽입 섹스로 연결해도 됩니다.

오랄 섹스는 삽입 섹스 전에 하는 전희이기도 하지만 그 자체로 완성된 섹스이기도 합니다. 또 관절에 부담이 가 삽입 섹스가 힘들어지는 노년기에 좀 더 쉽게 서로 만족을 줄 수 있는 방법이기도 합니다.

피곤한데 섹스까지 해야 하나요?

──────── 섹스 상담 중 많은 내용이 섹스에 대한 욕구가 줄어들었다는 것입니다. 우선 남성과 여성이 원하는 횟수 차이가 크다고 합니다. 성욕은 기본 욕구인데 왜 이렇게 차이가 날까요? 남성들은 자신의 성욕은 활발한데 여성의 성욕이 부족하기 때문이라고 말합니다. 그럴 수도 있지만 제 생각은 섹스에 대한 입장 차이 때문입니다.

섹스의 결과는 임신으로 이어질 수 있고 그 결과 남성과 여성의 유전자가 퍼지게 됩니다. 남성의 경우 임신 이후 임신 유지와 육아에 대한 책임이 아무래도 여성보다는 적습니다. 그렇기에 전쟁 중에 남성들은 자신이 죽더라도 유전자를 더 퍼트릴 수 있도록 섹스에 몰입했던 것인지도 모릅니다. 여성은 입장이 다릅니다. 전쟁 중에 임신을 하면 아이를 충분히 먹이고 안전하게 키우기 어렵습니다. 그러므로 좀 더 평화로운 시기를 대비해 임신을 미루는 것이 자신의 유전자를 퍼트리는 데 유리합니다. 전쟁 등으로 기아상태가 유지되어 못 먹게 되면 여성들은 살이 빠지고 생리를 거르며 모유양도 줄어듭니다. 흥미롭게도 기아상태에 빠지면 가슴에서 모유처럼 젖이 나오는 남성도 있습니다. 지금이 마지막일 수 있다는 절박함 때문일 것입니다. 반면 여성은 지금보다 더 좋은 환경을 기다리기 위해 생식 활동을 중단하고자 합니다.

피곤한 하루를 마무리하는 밤이 되면 남성은 지금이 마지막이라는 심정으로 여성을 찾습니다. 여성은 지금은 피곤하니 다음을 기약합니다. 이처럼 서로 다른 상황이 충돌하는 밤을 슬기롭게 보내는 지혜가 필요하니다. 출산 후 육아로 지쳐있는 아내에게 섹스를 원한다면 먼저 체력을 회복할 식사와 충분한 수면 시간을 배려한 후에 사랑을 속삭이십시오. 피로한 아내에게 남편의 섹스 욕구까지 받아줄 것을 요구하는 것보다는 애정과 격려의 포옹으로 숙면을 돕고 체력이 회복되는 아침에 사랑을 나누는 것이 더 나을 겁니다.

섹스만큼 자위행위도 중요합니다

──────── 운동선수들은 시합 전에 혼자서 연습을 합니다. 투수는 타자 없이 투구 연습을, 타자는 스윙 연습을 합니다. 우리는 이걸 반칙이라고 하지 않습니다. 오히려 그들의 연습과 노력, 땀방울에 박수를 보냅니다. 운동선수뿐 아니라 우리도 중요한 시험을 위해, 다가올 기회를 위해 미리미리 연습을 합니다. 섹스도 마찬가지입니다. 미리 연습을 하는 것이 좋고, 가장 좋은 방법은 자위행위입니다.

자위행위를 시도하지 않는 가장 큰 이유는 하면 안 된다고 배웠기 때문입니다. 자위행위가 안 된다는 근거는 무엇인가요? 자위행위가 안 된다는 생각의 연장선상에는 결혼 전의 섹스는 안 된다는 주장이 함께 있을 겁니다.

제가 학생 때는 자위행위를 하지 말고 성욕을 운동으로 승화시키라고 배웠습니다. 국민윤리 선생님은 자위행위는 몸에 안 좋고 공부에 지장을 주는 지저분한 짓이라고 가르쳤습니다. 하지만 자위를 안 하니 결국 몽정으로 정액이 나와 팬티를 직접 빨아야 하는 번거로움이 생겨 짜증만 났습니다.

요즘은 학교에서 그렇게 가르치지는 않는다고 알고 있습니다. 자위행위는 정상적인 성생활의 일부분입니다. 보고에 의하면 남성은 평생에 걸쳐 평균 4,000번 정도 자위행위를 합니다. 자위행위를 금지하면 오히려 남성은 남들이 보지 않을 때 빨리 사정하려고 노력하다가 조루에 걸릴 수 있습니다. 아들이 그렇게 되기를 바라는 부모님은 없을 겁니다.

잘못된 자위행위로 발생한 조루는 제대로 된 자위행위를 통해 치료할 수 있습니다. 자신의 사정 느낌을 알고 그 직전에 귀두 자극을 중지함으로써 사정을 스스로 조절할 수 있도록 합니다.

조사에 따르면 자위행위는 대다수 사람들이 하고 있는 섹스 형태입니다. 숫자로 따지면 자위를 하는 사람들이 일반적입니다.

대학교 때 친구가 "넌 오른손으로 하냐, 왼손으로 하냐?" 하고 물은 적이 있습니다. 그때까지 전 오른손으로만 해봤습니다. 그 동기는 "그럼 왼손으로 해봐. 색다른 재미가 있어"라며 조언을 해줬습니다. 오른손만큼 자연스럽지 않았지만 다른 느낌이 들었습니다. 당신은 오른손으로 하나요, 왼손으로 하나요? 각자 편한 손이 있을 겁니다. 주역의 음양이론으로 보면 왼쪽이 양이고 오른쪽이 음입니다. 자위를 할 때 오른쪽을 사용하면 음으로 자위를 하는 것이고 왼쪽으로 하면 양으로 하는 것입니다. 남자는 양이고 여자는 음이라 하여 절을 할 때 남자는 왼손을, 여자는 오른손을 위에 올리라고 합니다. 그럼 남자는 왼손으로, 여자는 오른손으로 해야 할까요? 하지만 이슬람 문화에서는 왼쪽을 불경하다고 생각해 코를 풀 때나 화장실에서는 왼손을 주로 사용하고 오른손은 식사할 때 주로 사용합니다. 생각하는 방식에 변화를 주세요, 불변의 법칙도 좋지만 수용 가능한 변화는 삶을 더 다채롭게 합니다.

자위행위를 배운 적이 있나요? 저는 친구들의 조언과 책을 통해 알게 되었습니다. 사실 친구들의 조언은 사정을 위한 조언이었고 책을 통해 배운 것은 섹스를 위한 준비였습니다. 자위행위는 아름다운 사랑을 위한 준비과정이 될 수 있으며, 스스로 성욕을 해결할 수 있는 합법적 방법입니다. 성병으로 고생할 걱정도 없습니다. 또한 나이가 들어 체력적으로 힘들어졌을 때 쉽게 오르가슴에 도달하는 방법이기도 합니다. 남성의 사정과 여성의 오르가슴은 생식기의 원활한 운동과 혈액 공급을 통해 성기능을 잘 보존시킬 수 있습니다. 그러니 나이가 들었을 때의 자위행위는 건강에 더욱 좋을 수 있습니다.

우리의 뇌는 즐거움을 추구합니다. 자위행위는 혼자서 즐거움을 얻을 수 있는 좋은 방법입니다. 스스로의 노력으로 성적 쾌감을 얻을 수 있으며 자신의 신체 구조와 성적 반응에 대해 알 수 있습니다.

여성은 원하지 않는데 남성만 원해서 억지로 섹스를 하는 경우가 흔히 있습니다. 굳이 사랑하는 상대방을 힘들게 하지 말고 혼자서 즐기면 서로 만족할 수 있는 상황을 만들어갈 수 있습니다. 자위행위로 성적 욕구를 충족하면 불만족스러운 부부관계, 개인적, 가정적, 사회적 문제들을 감소시킬 수 있습니다. 질의 도움을 받지 않더라도 남성은 사정을 할 수 있습니다. 그로 인해 행복감을 느끼면 됩니다.

상담을 하다 보면 남편이 자위행위를 한다면서 자신을 탓하는 여성들이 있습니다. 자신과의 섹스에 만족을 못해서 자위행위를 한다고 생각하는데 절대 그렇지 않습니다. 스스로의 사정에 이르고 싶은 욕구가 따로 있다고 생각해야 합니다. 자위행위로 인한 쾌감은 섹스로 얻는 쾌감과는 사뭇 다릅니다. 똑같다면 편하게 자위만 하지 뭐 하러 힘들게 섹스를 하겠습니까? 결혼 후 자위행위를 안 한다는 남성보다는 적당히 섞어서 한다는 분들이 더 많습니다. 여성도 마찬가지입니다. 남편과의 섹스가 만족스러운지 여부와 상관없이 자위행위를 통한 즐거움을 누리는 여성도 많습니다. 하지만 섹스는 멀리하고 자위행위만 하는 것은 좀 다른 문제일 겁니다. 섹스란 혼자만의 즐거움과는 달리 함께 만드는 즐거움이기 때문입니다.

남녀 모두 오늘부터 케겔 운동!

——— 많은 분들이 케겔 운동에 대해 알고 있지만 제대로 운동을 하는 분은 적습니다. 케겔 운동으로 골반 회음 근육을 강화하면 요실금에도 좋고, 남성은 조루 증상 완화에 도움이 되며 여성은 성욕이 증가하고 성감이 좋아져서 결국 섹스 만족도가 증가하게 됩니다.

케겔 운동은 골반저근자궁과 방광을 받쳐주고 질과 항문을 조이는 근육을 수축하고 이완하는 운동을 규칙적으로 했을 때 효과가 좋습니다. 케겔 운동을 어떻게 해야 하는지 모르겠다는 분께 저는 가슴 근육 움직이는 것을 보여드립니다. 가슴 근육을 움직이려면 엄청난 운동을 해야 할 것 같지만 운동을 많이 한다고 해서 모두가 움직일 수 있는 것은 아닙니다. 어떤 동작을 했을 때 근육이 수축하는지 제대로 느끼면서 운동을 해야 가슴 근육만 움직이는 것이 가능해집니다. 케겔 운동도 마찬가지입니다. 무조건 열심히 조이려 하지 말고 정확히 골반 회음 근육만 수축시켜야 합니다. 골반 근육을 수축해보라고 하면 배의 근육을 이용해 수축하려고 하는 여성이 많습니다. 가슴 근육을 움직이려고 팔을 움직이는 것과 똑같습니다. 팔을 움직이면 팔 옆에 있는 가슴도 움직입니다. 하지만 이것은 가슴 근육의 수축이 아니라 팔의 움직임에 따른 변화입니다. 팔굽혀펴기를 하루에 수백 번 하더라도 가슴 근육이 움직이는 원리를 뇌가 깨우치지 않으면 가슴 근육을 움직일 수 없습니다. 배를 사용해서 골반 근육에 변화를 주려고 한다는 것은 골반 근육을 제대로 인지하지 못했다는 것입니다. 섹스 도중에 성감을 더 끌어올리려면 골반 근육을 사용해야 하는데 어떻게 움직여야 하는지 모르면 배에 힘을 주게 됩니다. 남성이 "아래를 좀 조여달라"는 요구를 했는데 배의 근육만 움직이니 서로 답답해지고, 여성은 섹스를 하면 배가 아프다고 불평하게 됩니다.

제대로 케겔 운동에 작용하는 근육을 수축해보려면 소변을 보다가 중간에 중단해보기 바랍니다. 이때 조여야 하는 항문과 질을 둘러싼 근육이 바로 골반 근육입니다. 이 근육만 조이고 나머지 근육은 안 움직이는 것이 중요한 포인트입니다. 배 근육은 움직이지 않은 채로 소변을 멈추게 골반 근육만 조일 수 있을 겁니다. 그렇게 움직이는 근육만 케겔 운동을 하려고 할 때 조이면 됩니다.

케겔 운동을 하려면 구체적인 규칙을 세우는 것이 좋습니다. 소변을 볼 때마다 한 번에 안 보고 여러 차례 나눠보거나, 아침, 점심, 저녁 식사 전에 열 번씩 조이겠다는 등의 계획을 세우십시오. 운동을 시작했다고 바로 효과가 나타나지 않습니다. 하루 공부했다고 해서 성적이 오르지 않는 것과 마찬가지입니다. 적어도 3개월 정도는 해야 한다고 생각하십시오. 처음에는 3초 정도 조이고 3초 정도 쉬는 동작을 열 번씩 하고 점점 시간을 길게 늘리면 좋아집니다. 당신의 성 만족도가 높아지는 것은 물론 파트너 역시 당신의 변화에 행복해할 것입니다.

　혼자서는 운동을 잘 못 하는 분들을 위해 케겔 운동을 시켜주는 전기장치가 장착된 마그네틱 의자도 있습니다. 골반 근육 강화뿐만 아니라 성감 증대에도 도움을 줄 수 있습니다. 병원에 가서 경험해본다면 아마 그 효과에 놀랄 겁니다. 원래 마그네틱 의자는 빈뇨, 요실금, 급박뇨 등의 방광 질환으로 고생하시는 분들의 방광 기능 개선 효과를 위해 개발되었습니다. 제 환자 중 소변을 자주 보셔서 마그네틱 의자 치료를 받으셨던 65세 여성 한 분은 몇 번의 치료 후에 "원장님! 나 저 의자 치료 못 받겠어요"라고 하셨습니다. 놀라서 왜 그러시냐고 물어봤더니, 의자 치료를 받고 가면 밤에 진정이 안 돼 잠이 안 온다는 것이었습니다. 남편과 사별한 후였으니 힘이 드는 게 당연했을 겁니다.

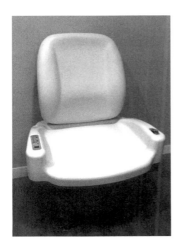

| **케겔 운동을 시켜주는 마그네틱 의자** | 방광 기능 개선을 위해 개발되었지만 골반 근육 강화와 성감 증대에도 도움이 됩니다.

수술을 하면 섹스가 지금보다 좋아질까요?

43세 여성이 병원에 왔습니다. 남편은 바람을 피웠고 현재는 자신이 원해도 섹스를 하지 않는다고 합니다. 그녀는 무너진 자존심을 회복하고 빼앗긴 남편을 되찾아오기 위해 질 성형 수술을 받고 싶다고 했습니다.

아래가 부은 것 같다고 오신 77세 여성은 아이 넷을 자연 분만하여 질이 느슨해져 직장이 질 쪽으로 늘어져 나온 상태였습니다. 수술로 교정을 해야 한다고 설명하자 속상해하며 이쁜이 수술도 해달라고 하셨습니다. 82세인 남편이 아래층 여자와 바람이 났는데 동네 창피해서 이쁜이 수술이라도 해야 남편이 바람을 안 필 것 같다고 생각하고 계셨습니다. 연세가 있어서 대학병원에 질 탈출증 수술을 의뢰했습니다. 그분이 이쁜이 수술을 받으면 할아버지가 바람을 안 피울지는 모르겠습니다.

병원에 상담하러 오는 분들 중에는 남편이 수술을 요구해서 왔다는 분도 많습니다. 남편이 "질이 넓어져 재미가 없다"면서 "다른 사람들은 수술도 한다는데 당신도 알아보라"고 했다는 겁니다. "전에는 꽉 조였던 것 같은데", "이러면 나 다른 여자 찾아본다"는 등의 서운한 말을 들었다는 분들도 있습니다. 더 적극적인 남편들은 수술로 너무 조이면 문제가 되는지, 남편의 사이즈를 알면 수술이 더 잘 되는지 등을 전화로 직접 묻기도 합니다.

섹스를 많이 하면 질이 넓어진다고 생각하는 분들이 있는데 음식을 먹는다고 혀가 닳지 않는 것처럼 섹스로 질이 넓어지진 않습니다. 분만에 의해 질이 넓어진 경우는 많습니다. 검사를 해보면 질 점막의 주름이 없어지고 질 수축을 담당하는 근육이 약해져 있는 경우를 봅니다. 자연 분만을 하면 무조건 질이 넓어진다는 뜻이 아닙니다. 분만 후 질 관리가 잘 안 돼서 늘어난 것입니다. 그로 인해 남성뿐 아니라 여성도 섹스의 감흥이 떨어질 수 있습니다.

요즘은 이를 보완할 수 있는 다양한 시술법들이 있습니다. 인지행동치료나 행동교정치료, 약물치료 등을 통해서도 섹스 만족도가 개선되지 않았다거나 섹스 능력을 강화시키기 위해 수술을 선택하는 분들이 많아졌습니다. 남성은 성기 확대나 신경 차단 등의 조루 방지 수술을 주로 하고, 여성은 질 축소 수술과 성감을 증가시키기 위한 수술을 많이 합니다.

여성이 선택할 수 있는 방법에는 째고 조이는 수술도 있고, 치아 임플란트처럼 임플란트 성형물을 질에 삽입하거나 필러를 주입함으로써 조이는 효과를 보는 시술도 있습니다. 전화로 가격만 물어보는 것보다는 검사와 상담을 통해 정말 수술이 필요한 경우인지, 한다면 어떤 수술이 더 적당할 것인지 확인하는 것이 좋습니다. 또한 질 축소 수술을 한다고 해서 질을 둘러싼 근육까지 튼튼해지는 것은 아닙니다. 수술 후 본인의 노력이 더해져야 근육이 튼튼해집니다.

남성과의 삽입 섹스에서 오르가슴을 느끼기 힘들어하는 여성들은 양귀비 수술을 받으러 옵니다. 양귀비는 중국 당나라 황제인 현종을 정치에서 멀어지게 할 정도로 미인이었습니다. 현종은 아내가 죽어 새로운 아내를 찾던 중 자신의 아들인 수왕의 부인인 양귀비를 보고 반합니다. 현종은 주위의 반대에도 불구하고 수왕에게 다른 여자를 주고 양귀비를 아내로 맞아 섹스의 향락에 빠져 버립니다. 결국 안사의 난이 일어나 현종은 피난을 가고 화가 난 군사들의 요구에 못 이겨 양귀비를 죽게 만듭니다.

그러니 이름만 들으면 양귀비처럼 남성을 섹스로 만족시키기 위한 수술일 것 같지만 실은 여성을 위한 수술입니다. 양귀비 수술은 질의 지스팟 주변에 실리콘 등을 주입해 지스팟을 강화하여 오르가슴을 좀 더 쉽게 느끼도록 도와주는 수술입니다. 양귀비 수술을 하고 섹스 체위에 변화를 주거나 자극을 좀 더 적극적으로 준다면 여성의 오르가슴에 도움이 될 것입니다. 양귀비 수술로 남성들을 현종처럼 환락에 빠지게 하지는 못하더라도 여성들이 느끼는 섹스의 즐거움은 커질 수 있습니다. 여성이 즐거워하면 남성은 행복해집니다.

남성 확대 수술을 원하는 남성도 많습니다. 그런데 여성들이 관계를 가져오던 남편이나 애인이 더 만족해하길 원해서 축소 수술을 하는데 비해 남성들은 다른 남성에 대한 우월감을 느끼기 위해서 또는 부인보다는 애인의 만족을 위해 수술을 하는 경우가 많다고 합니다. 남성들은 자신의 페니스와 다른 사람들의 페니스를 비교할 때 약간의 오류를 범합니다. 자신의 페니스는 위에서 보기 때문에 각도나 뱃살로 인해 원래 크기보다 작아 보이고, 다른 사람의 페니스는 옆이나 앞에서 보기 때문에 더 길어 보입니다. 수술을 고려할 때는 자신의 만족을 위해서인지 파트너를 위해서인지 잘 판단하기 바랍니다. 다른 사람들에게 강하게 보이고 싶어서라면 상관이 없지만 파트너를 위해서라면 당사자에게 꼭 물어본 후에 결정하기 바랍니다.

남성이나 여성 모두 자신을 위해 수술을 선택하기도 하지만 파트너를 위해 하는 경우가 더 많은 것 같습니다. 그런데 그렇게 사랑하는 분을 위해 수술을 하려고 한다면 수술 전에 그 사람에게 정말 원하는 것이 무엇인지 물어보고 결정하면 좋겠습니다. 행여 페니스가 들어갈 때 너무 아파서 오르가슴에 도달하지 못하고 있는데 그것도 모르고 확대 수술을 한다면 사랑하는 연인과의 섹스는 영영 이별입니다. 또한 조만간 아내가 폐경을 맞게 되는데 폐경 후 좁아지고 건조해질 질에 확대 수술을 한 페니스를 삽입한다면 고통만 안겨주게 될 겁니다.

수술은 시기와 목적이 잘 조화를 이루어야 합니다. 평소에 섹스에 대한 솔직한 대화를 나누지 못했다고 하더라도 몸에 칼을 대는 순간이니만큼 배우자와 진솔한 대화를 하고 결정해야 합니다. 상대방을 위한 수술이라면 그 사람이 원하는 수술을 하기 바랍니다.

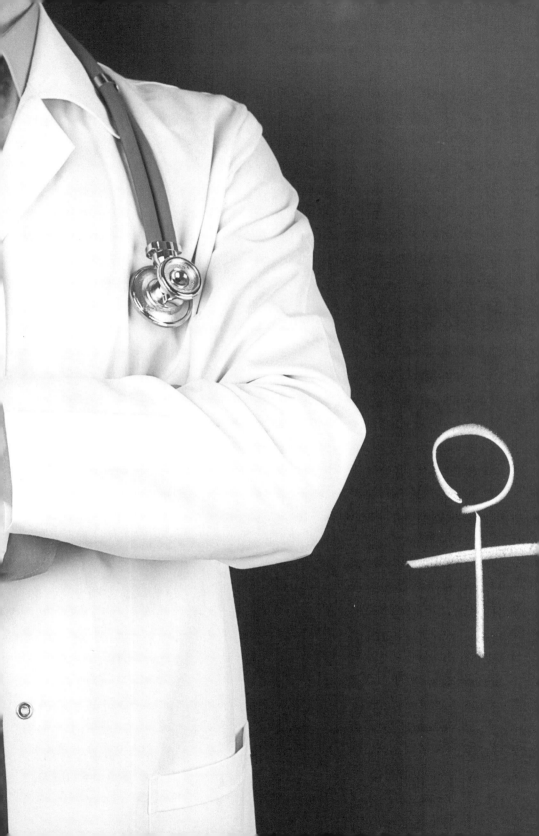

4

삽입 상태에서의
체위

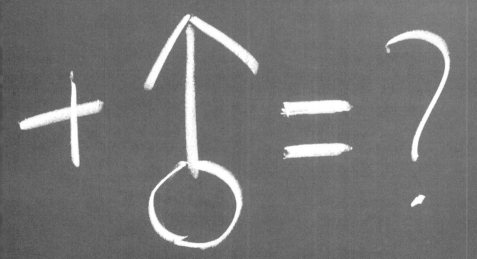

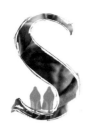

다양한 체위보다 중요한 것

───── 섹스에 대한 이야기를 할 때면 빠지지 않는 것이 체위입니다. 체위란 간단히 말해 삽입을 했을 때의 자세입니다. 피스톤 운동에 집중한다면 체위에 대한 관심은 더 높아질 것입니다. 체위를 통한 재미도 있고 자극 위치와 각도에 변화를 주는 것도 필요하지만 그보다 중요한 것은 삽입 시기입니다. 언제 삽입하느냐에 따라 여성의 오르가슴은 천차만별이기 때문입니다. 남성은 발기만 되면 언제든 삽입할 수 있지만 여성은 사람마다 적절한 시기가 다르고 또 상태에 따라 매번 다릅니다. 그러므로 가장 이상적인 것은 삽입 순간을 여성이 결정하는 것입니다. 여성이 결정하지 못하거나 무조건 괜찮다고 한다면 남성이 여성의 반응에 집중하면서 피스톤 운동을 원하고 있는 것인지 세심하게 확인해야 합니다.

그럼 삽입해서 피스톤 운동을 한다면 사정까지 얼마나 걸릴까요? 상담을 받는 여성들에게 물어보면 바로 사정한다고도 하고 10~20분 정도 걸린다고도 합니다. 그 시간을 어떻게 측정했냐고 물어보면 대개 자신의 느낌이라고 말합니다. 그 느낌과 물리적인 시간은 차이가 있습니다. 빠르게 느끼는 사람도 있고 느리게 느끼는 사람도 있습니다. 섹스 통계에 따르면 삽입 후 사정까지의 시간은 평균 5분 정도입니다. 그 시간은 피스톤 운동 속도를 늦추면 길어질 수도 있고 빠르게 하면 줄어들기도 합니다. 또한 전희를 오래 했다면 빨리 사정하기도 하고 질에 분비물이 많으면 사정이 늦어지기도 합니다. 컨디션이 좋은 날에는 사정을 조절하는 능력이 좋아지고 피곤할 때는 빨리 사정하기도 합니다. 상대방이 마음에 들면 빨리 사정하기도 하고 섹스에 집중하지 못하면 사정까지 시간이 길어지기도 합니다. 여성이 오르가슴까지 걸리는 시간도 마찬가지입니다. 따져보면 전체 섹스 시간 중 피스톤 운동을 하는 시간이 가장 짧을 수 있습니다.

남성은 피스톤 운동의 결과로 사정을 하기에 이를 섹스의 중심으로 봅니다. 가장 중요한 순간이기도 하지만, 그렇다고 피스톤 운동 이외의 다른 부분에서 느낄 수 있는 즐거움을 놓치면 안 됩니다. 피스톤 운동이 남성을 위한 행위라면 전희는 여성을 위한 행동이라고 생각하면 됩니다. 전희, 피스톤 운동, 후희 어느 것 하나 중요하지 않은 것이 없음에도 여전히 섹스를 할 때 체위에 가장 많은 관심을 갖습니다. 그건 아마도 피스톤 운동을 하는 방식에 변화를 주는 것이 섹스의 다양성으로 이어진다고 생각하기 때문일 겁니다. 하지만 자세만 바꿀 뿐 방식은 여전히 똑같다면 진정한 다양성을 이루었다고 볼 수 없습니다. 남성에 비해 여성이 상대적으로 체위 변화에 흥미를 갖지 않는 이유는 이 체위든 그 체위든 남성 위주의 피스톤 운동인 것은 마찬가지라고 느끼기 때문일 겁니다.

각 체위의 장점과 단점을 파악한다면 지금까지 본인이 어떤 체위를 왜 좋아했으며 어떤 체위에서는 왜 감흥을 느끼지 못했는지 이해할 수 있을 겁니다. 또한 힘들거나 별 감흥이 없어 기피했던 체위에 약간의 변화만 주어도 좋아할 수 있게 될 것임을 알게 될 겁니다.

누구나 하는 남성상위, 그래도 남성상위

───────── 주로 하는 섹스 체위를 물어보면 많은 여성이 '정상체위'라고 답합니다. 그런데 이때 정상, 비정상의 개념을 가지고 '정상' 체위라고 말하는 분들이 있습니다. 그 외의 체위는 비정상체위로 알고 있는 것입니다. 상담을 하다 보면 이런 분들이 놀랄 정도로 많습니다. 그 외의 체위를 하면 변태라고 생각하는 분도 있습니다. 하지만 섹스 체위에 정상과 비정상의 구분은 없습니다. 우리가 배운 통계에 의하면 5% 미만이나 2.5% 미만일 경우 '통계 범위 이외'로 규정하지 '비정상'이라고 하지는 않습니다.

남성상위를 정상위라고 한 이유는 후배위로 하는 다른 포유류와 달리 오직 인간만이 하는 체위라고 생각했기 때문입니다. 그런데 1928년 유전적으로 인간과 제일 가까운 유인원인 보노보가 발견되었는데 이들도 서로 얼굴을 마주보며 섹스를 즐기고 있었습니다. 그러니 이제 정상위는 틀린 말이 되었습니다. 또한 남성상위를 선교사체위라고도 하는데 그 이유는 신대륙

원주민들이 다양한 체위로 섹스를 했던 것과는 달리 선교사들은 남성상위만 했기 때문입니다. 임신을 위한 섹스만을 허락하는 빅토리아시대 금욕주의의 영향 아래 부부간의 섹스로 허락 받은 유일한 체위가 남성상위였는데, 선교사들이 이 체위로만 섹스를 해서 원주민들이 남성상위를 선교사체위로 불렀다고 합니다. 남성상위는 여성의 질에 들어간 정액이 밖으로 새어 나올 확률이 적어 임신에 좀 더 유리하다고는 합니다. 섹스에 대한 일대 혁명을 가져온 『킨제이 보고서』에서도 남성상위를 제일 많이 하는 체위로 소개하고 있습니다. 기독교의 영향을 받은 나라에서 조사한 결과였기 때문이지 비기독교 문명에서는 다른 체위를 더 많이 했을지도 모릅니다.

남성상위는 전형적인 남성 위주의 섹스입니다. 아래에 있는 여성은 자신의 몸을 적극적으로 움직이기보다는 남성의 이끌림에 따라 수동적으로 섹스를 할 가능성이 큽니다. 이 체위에서는 클리토리스를 제대로 자극하기 어렵고 삽입 각도 상 지스팟에 힘을 가하기 어려울 뿐더러, 여성에게 맞는 리듬이나 삽입 깊이로 피스톤 운동을 할 수 없어 여성의 오르가슴에는 도달하기가 쉽지 않습니다. 물론 불가능하다는 이야기는 아닙니다. 남성 입장에서는 손으로 바닥을 지지해야 하기에 손이 자유롭지 못하고 손으로 지지하지 않으려면 여성의 몸에 기대게 되어 클리토리스 자극이 더 힘들어진다는 단점이 있습니다.

반면 남성상위는 얼굴을 마주 보고 있기에 서로의 감정을 읽고 의사 표현을 할 수 있다는 큰 장점이 있습니다. 여성의 입장에서는 편안하게 누워 자신의 감각에 집중할 수 있으며 두 손이 자유로워 상대방을 애무할 수 있고 자신의 성감대를 만질 수도 있습니다. 상담을 할 때 섹스 중 양손은 무엇

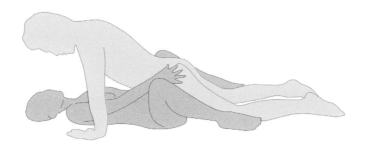

| 남성상위 | 남성은 손이 자유롭지 못하고 여성은 수동적일 수 있습니다.

을 하고 있는지 물어보면 본인의 손으로 무엇을 해도 된다는 것조차 생각해보지 않은 분도 있습니다. 우리는 섹스하면서 손과 다리를 자유롭게 움직일 수 있습니다. 남성상위에서 여성은 손으로 남성의 얼굴을 어루만져도 되고, 유두, 겨드랑이, 엉덩이, 허벅지 등 남성이 좋아하는 곳을 애무할 수도 있습니다. 동시에 한 손으로 자신의 클리토리스를 자극하면 남성상위 체위의 단점을 극복할 수 있습니다. 또 다리와 골반의 각도에 변화만 주어도 조금씩 다른 느낌을 가질 수 있습니다. 두 다리로 남성을 감싸거나 남성의 양쪽 어깨에 걸칠 수도 있고, 한쪽 어깨에 양다리를 걸치거나 다리를 꼬아볼 수도 있습니다. 다리를 오므려 질을 좁히는 느낌을 줄 수도 있고 엉덩이를 높이 들거나 엉덩이 아래에 베개를 놓아 삽입 각도에 변화를 줄 수도 있습니다. 인간은 구석기시대 이후로 도구를 사용할 줄 압니다. 당신의 문명에 대한 자세를 섹스에 도입해보세요.

어떤 이는 페니스의 귀두 모양 때문에 남성상위에서 지스팟을 더 자극하기 쉽다고 하고, 어떤 이는 피스톤 운동의 방향이 아래를 향하기에 지스팟

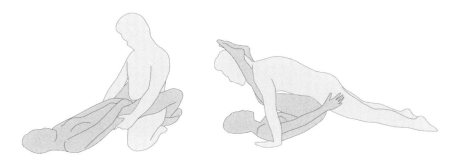

| 남성상위 | 다리와 골반의 각도에 변화를 주면 다른 느낌을 찾을 수 있습니다.

에 힘을 전달하기 어렵다고도 합니다. 어떤 쪽이 맞든 이는 지스팟을 중심으로 생각했을 때의 경우이고 클리토리스를 중심으로 생각하면 얘기는 달라집니다. 피스톤 운동을 어떻게 하느냐에 따라 클리토리스와 지스팟에 대한 자극 정도가 달라집니다. 그리고 그 정도는 남녀의 섹스 테크닉과 여성의 협조 여부에 달려 있다고 생각합니다.

남성상위에서 남성은 섹스를 주도할 수 있는 상황을 자신의 만족을 위해 달려가는 데만 사용하지 말고 여성에게 편안함 속의 만족감을 안겨줄 수 있는 기회로 활용하면 좋겠습니다. 여성의 느낌에 감응하면서 속도와 강도를 조절해보세요. 시간의 길고 짧음, 페니스의 길고 짧음은 그리 큰 문제가 아닙니다. 처음부터 페니스가 발기되어 있다 해도 바로 밀어넣지 말고 페니스 끝을 이용해 클리토리스와 질 입구를 부드럽게 문질러보십시오. 페니스를 살짝만 삽입한 채 여성의 성감대를 애무하면서 긴 키스를 나누고, 여성이 충분히 준비되었을 뿐 아니라 삽입을 원할 때 부드럽게 들어가 잠시 멈추고 깊은 포옹을 해보십시오. 발기 후 바로 삽입하여 피스톤 운동을 할 때와는 다른 여성의 반응을 감지할 수 있을 겁니다. 피스톤 운동을 함에 있어서도 속도와 강도에 변화를 주는 것이 필요합니다. 시작부터 끝까지 같은 속도로 지속하지 말고, 느린 삽입과 빠른 삽입, 얕은 삽입과 깊은 삽입, 부드러운 삽입과 강한 삽입을 번갈아 하며 리듬감을 만들어보십시오. 삽입한 상태에서 여성의 몸에 치골을 밀착하고 몸을 문지른다는 느낌으로 위아래 혹은 좌우로 움직이는 것도 아주 좋습니다. 여성의 도움을 받아 삽입 각도를 조금씩 바꿔보면 여성이 강하게 반응하는 순간을 맞이할 수도 있습니다. 지스팟 오르가슴을 느낄 수 있는 여성이라면 남성이 자신을 위해 모든 것을 해주는 상태에서 최고의 기쁨을 맛볼 수 있습니다. 남성상위에서 둘 다 오르가슴을 느낄 수 있는 커플이라면 최고의 궁합이라고 자부해도 될 듯합니다. 또한 오르가슴까지는 느끼지 못하더라도 이 정도의 배려와 센스라면 여성의 성감을 고조시키기에 충분합니다. 이제 여성이 좀 더 수월하게 오르가슴을 느낄 수 있는 체위로 이어나가면 됩니다.

CAT, 여성의 오르가슴을 위한 남성상위

———— 정상위에 좀 더 집중하고 싶다면 여성을 위한 남성상위에 대해 알면 좋습니다. 남성의 골반을 좀 더 위쪽, 즉 여성의 머리쪽으로 올리면 지스팟과 클리토리스를 동시에 자극할 수 있습니다. 이 테크닉이 그 유명한, 하지만 대부분이 잘 모르는 CAT 자세입니다. 일부 책에서는 고양이 자세라고 되어 있는데 농담이 아니라면 잘못된 번역입니다.

CAT는 Coital Alignment Technique의 약자로 우리말로 옮기면 '성교 정렬 기술'입니다. 성교와 기술은 아실 테니 alignment, 즉 정렬만 알면 됩니다. 자동차 정비소에 보면 휠 얼라인먼트라고 적혀 있습니다. 휠 얼라인먼트란 자동차가 안전하게 진행하도록 앞바퀴의 조향 장치를 조절하는 것입니다. 쉽게 말하면 가만히 있을 때 앞으로 똑바로 나갈 수 있도록 직진 방향으로 맞추는 겁니다. 이 개념을 남성상위에 도입하면 페니스를 포함한 남성의 몸을 여성이 오르가슴에 쉽게 도달하도록, 즉 클리토리스를 잘 자극하도록 조절하는 것이라고 할 수 있습니다.

CAT는 1992년 에이첼Eichel과 노빌레Nobile에 의해 발표되었습니다. 남성상위에서 손이나 팔이나 팔꿈치로 남성의 몸을 지탱하지 말고 여성의 몸에 남성의 몸을 밀착시킵니다. 그렇게 하면 페니스의 뿌리에 해당하는 치골과 여성의 클리토리스를 맞닿게 할 수 있습니다. 그 상태로 귀두는 질 안에서

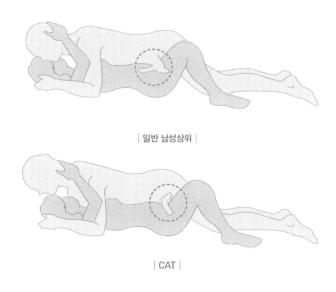

| 일반 남성상위 |

| CAT |

지속적으로 자극을 받고 클리토리스는 남성의 치골에 의해 지속적으로 자극을 받을 수 있도록 남성은 앞뒤가 아닌 위아래 방향으로 움직이고 여성 역시 그 움직임에 맞게 움직입니다. 페니스가 아닌 치골로 여성의 클리토리스를 문지른다고 생각하면 됩니다. 즉 CAT는 남성의 귀두와 여성의 클리토리스를 동시에 자극하는 자세입니다.

처음 CAT를 하면 평소에 하던 방식과 달라 어색할 겁니다. 특히 남성들은 이것이 맞는지 잘 모르겠다는 생각이 들 겁니다. 하지만 이 체위에서는 남성보다 여성의 느낌이 중요합니다. 여성은 새로운 자극에 감동할 것입니다. 남성은 자신의 느낌보다는 여성의 변화를 감지하면서 CAT에 임해야 합니다. CAT는 여성의 오르가슴을 위한 남성상위의 변종 체위입니다. 변종인 엑스맨이 인간보다 강하듯이 변종 남성상위로 파트너는 당신을 울버린처럼 느끼게 될 겁니다.

여성상위는 여성상위답게

───────── 여성상위로 섹스를 할 때 어떻게 하느냐고 물어보면 꽤 많은 분들이 여성이 남성 위에 올라타 앉았다 일어나는 동작을 반복한다고 대답합니다. 왜 그렇게 하느냐는 질문에 대한 답은 한결같이 "그렇게 해야 하는 줄 알았다"입니다. 그것은 남성을 위한 피스톤 운동일 뿐입니다. 그렇게 해서 여성이 오르가슴에 오를 수 있다면 열심히 하면 되지만 여성상위에서 피스톤 운동만으로 오르가슴에 도달하는 여성은 적어도 제가 지금까지 상담하거나 대

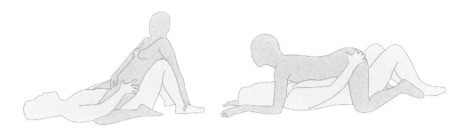

| **여성상위** | 자신이 원하는 곳에 느낌이 오도록 움직일 수 있습니다.

화해본 분 중에는 없었습니다. 행여 도달하더라도 상당한 노력을 들였을 것이 분명합니다. 그렇게 힘들게 하려면 굳이 여성상위를 선택할 이유가 없습니다.

남성상위는 남성이 위에서 하는 체위이고 여성상위는 여성이 위에서 하는 체위라고들 합니다. 하지만 저는 좀 다르게 해석합니다. 남성상위는 남성이 섹스의 주도권을 쥐고 자신이 하고 싶은 섹스를 하는 것이고, 여성상위는 여성이 섹스의 주도권을 쥐고 자신이 원하는 섹스를 하는 것입니다. 여성상위의 장점은 여성이 자극 받고 싶은 곳을 본인이 자극할 수 있다는 것입니다. 클리토리스나 지스팟 등에 압력이 가도록 몸을 움직일 수 있습니다.

여성을 위한 체위임에도 불구하고 좋아하지 않거나 힘들어하는 여성의 공통점은 여성상위에서도 피스톤 운동을 했다는 것입니다. 여성상위에서는 자신이 원하는 곳에 느낌이 오도록 움직여야 합니다. 앞뒤로 문지르든 돌리면서 문지르든 편한 방식으로 하면 됩니다. 섹스는 원하는 대로 해야 합니다. 느낌이 오는 위치와 리듬은 자신만이 알 것입니다. 그렇기에 자위행위와 전희가 중요한 것입니다. 자위행위와 전희를 통해 자신의 성감대를

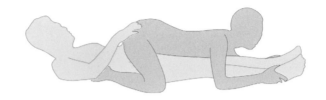

| **여성상위** | 익숙해지면 체위 변화를 시도해도 좋습니다.

알고 여성상위로 섹스를 할 때 본인이 원하는 리듬에 맞춰서 그곳을 집중적으로 자극하면 삽입 섹스에서도 오르가슴에 도달할 수 있습니다. 여성상위에 익숙해지면 남성의 얼굴이 아닌 다리 쪽을 바라보거나 ^{역기마위, 역여성상위라고도 합니다} 다리를 앞으로 접지 않고 뒤쪽으로 뻗는 등의 체위 변화를 시도해도 좋을 것입니다.

여성상위를 제대로 하면 수동적인 섹스만 하던 여성이 능동적 섹스를 할 수 있게 됩니다. 여성이 삽입 시기를 결정할 수 있고 삽입 깊이도 원하는 만큼 조절할 수 있으며, 느낌이 오는 곳에 집중해 움직일 수 있습니다. 남성은 섹스를 리드해야 한다는 부담감에서 벗어나 여성이 하는 대로 맡긴 채 편안하게 즐길 수 있습니다. 그렇다고 정말 아무것도 하지 않는 것보다는 적절한 움직임으로 함께 하는 것이 당연히 좋습니다. 손으로 유두를 비롯한 성감대를 애무하거나 엄지손가락 등으로 클리토리스를 문지를 수 있고 엉덩이나 치골을 잡고 여성의 움직임을 도울 수도 있습니다. 그런데 이때 여성의 몸을 잡고 남성이 원하는 대로 움직이도록 유도하거나 여성이 자신의 느낌에 집중하고 있을 때 동의 없이 갑작스럽게 체위를 바꾼다면 그야말로 김빠지는 상황을 만들 수 있습니다. 섹스를 주도하려는 생각을 내려놓고 자연스럽게 여성의 리듬을 느끼면서 함께 움직인다면 진정한 교감이 어떤 것인지 느낄 수 있을 것입니다. 그 느낌은 여성이 원하는 것을 선사해줬다는 깊은 만족감으로 이어질 것입니다.

여성의 섹스 고충에는 통증이 제일 많습니다. 준비가 안 되었는데 삽입을 해서 아프다는 분, 이제 그만 했으면 좋겠는데 상대방이 계속 피스톤 운동을 해서 아프다는 분, 너무 깊은 삽입 때문에 아랫배가 아플 정도라고 하는 분 등 경우는 다르지만 원인은 결국 남성 위주의 섹스를 했기 때문입니다. 여성이 이 모든 것을 조절할 수 있게 되면 섹스가 고통의 시간이 아닌 즐거움의 시간으로 바뀔 수 있습니다.

야성적이지만 부드러울 수 있는 후배위

───────── 여성이 엎드린 자세에서 남성이 뒤에서 접근해 페니스를 질에 삽입하는 체위를 후배위라고 합니다. 동물은 대부분 후배위로 교미를 합니다. 그래서 인간의 우월함을 주장하는 사람들 중에는 인간만이 얼굴을 마주 보면서 섹스를 할 수 있기에 후배위는 짐승이나 하는 체위라고 낮춰 말하는 이들도 있습니다. 서양에서는 도그dog, 개 체위 또는 백어택back attack이라고도 합니다.

남성 중에는 후배위를 좋아하는 사람이 많습니다. 거의 모든 남성이 좋아한다고 해도 과언이 아닙니다. 짐승처럼 느껴질 정도로 야성적인 느낌이 있고, 엉덩이를 포함한 여성의 뒤태를 감상할 수 있으며, 삽입되는 페니스를 직접 볼 수 있기 때문입니다. 남성들은 페니스 보는 것을 즐깁니다. 심지어 다른 남성의 페니스를 보는 것도 즐깁니다. 그래서 포르노에 제일 많이 나오는 것은 페니스입니다. 포르노 등의 영향으로 후배위에 대해 지나친 환상을 가진 남성도 꽤 있습니다.

반면 여성은 후배위에 대한 생각이 극과 극으로 나뉘는 편입니다. 여성 중에서도 후배위를 좋아하는 사람이 꽤 있습니다. 허벅지 근육에 의해 자연스럽게 질이 조여지므로 강렬한 삽입감을 느낄 수 있고 페니스와 삽입 각도로 인해 페니스가 좀 더 깊게 들어오면서도 지스팟 자극을 잘 받을 수 있기 때문입니다. 지스팟은 항문이 아닌 요도 쪽에 있기에 후배위에서 페니스가 좀 더 쉽게 접촉할 수 있습니다. 초음파 검사를 하다 보면 지스팟으로 추측되는 부위가 1cm 이상 두꺼운 여성들이 있는데 아마 이런 여성들이 후배위에서 더 만족감을 느끼지 않을까 생각합니다. 또한 후배위에서는 아무래도 남성이 좀 더 저돌적으로 움직이게 되는데 그런 느낌을 선호하는 여성이라면 이 체위를 좋아할 것입니다.

후배위를 좋아하지 않는 여성들은 마주보지 않은 상태에서 억지로 삽입당하는 느낌이 싫다고 합니다. 심하면 모욕적이라는 생각이 들 수도 있습니다. 또 몸매에 자신이 없는 여성은 자신의 뒤태를 고스란히 남성에게 보이는 일에 부담을 가질 수 있습니다. 실제로 엉덩이와 허벅지에 살이 많은 경우에는 후배위로 피스톤 운동을 하는 것이 생각보다 수월하지 않아 남성의 입장에서도 여성에 대한 환상이 깨질 수 있습니다. 또한 깊이 삽입되는 반작용으로 섹스 후에 배가 아픈 경우도 있습니다. 섹스 후 배가 아픈데 괜찮은 것인지 걱정되어 찾아오는 여성 중에는 후배위를 하고 나면 그런 증상이 있다는 경우가 종종 있습니다. 그러므로 남성은 여성이 정말로 후배위를 좋아하는지 남성을 위해 괜찮은 척하고 있는 것인지 잘 확인해야 합니다.

후배위의 단점은 남성이 몸을 세워 페니스를 삽입한 상태에서는 클리토리스를 자극하기 어렵다는 것입니다. 치골에 의한 간접 자극도 전혀 줄 수 없으므로 깊고 강한 삽입을 좋아하지 않는 여성이라면 후배위가 힘들기만 할 수 있습니다. 물론 후배위에서도 남성이 몸을 앞으로 기울이면 손으로 클리토리스를 만지거나 가슴을 비롯한 다양한 성감대를 애무할 수 있습니다. 특히 여성의 성감대 중 남성상위 등에서는 접근하기 어려운 등과 뒷목 등을 쉽게 애무할 수 있습니다. 특히 척추 라인과 엉덩이 골을 손가락 끝 등으로 훑으면 여성의 성적 흥분은 가파르게 올라갑니다. 여성의 입장에서는 자기 몸의 감각에만 집중하여 클리토리스와 다른 성감대를 직접 자극할 수 있습니다. 바닥 가까이 엎드리거나 남성에게 가까워지도록 세우는 등 스스로 몸의 각도를 조절하면서 삽입 각도를 조절할 수도 있습니다. 엉덩이까지 낮춰 바닥에 엎드린 자세를 취하면 남성의 몸이 밀착되므로 뒤태를 고스란히 보이는 부담에서 벗어날 수 있고 강한 친밀감을 느낄 수 있습니다. 이때

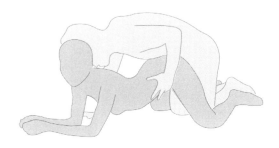

| 후배위 | 남성이 앞으로 기울이면 다양한 성감대를 애무할 수 있습니다.

는 베개를 이용해 엉덩이를 높이면 더 편하게 할 수 있습니다.

후배위에 적응이 되면 둘이 같은 방향으로 누운 상태에서 측위로 후배위를 하는 것도 좋습니다. 둘 다 바닥에 한쪽 몸을 지지하고 있으므로 체력소모가 크지 않고, 남성이 여성을 뒤에서 안으면서 몸을 구석구석 애무할 수 있어 후배위가 싫다고 하는 여성도 충분히 좋아할 수 있는 체위입니다. 여성이 상체를 살짝 앞으로 굽히고 엉덩이를 내밀면 더 깊게 삽입이 되므로 페니스가 작은 남성도 충분히 할 수 있습니다. 특히 아침에 일어나 아직 누워있는 채로 모닝키스와 함께 이 체위로 섹스를 하면 최고의 하루를 시작할 수있을 겁니다.

후배위에서는 마주볼 수 없다고 하지만 여성이 몸을 비틀어 고개를 뒤로 돌리면 서로 얼굴을 바라볼 수 있습니다. 여성이 팔을 뒤로 젖혀 남성의목을 휘감을 수도 있으며 키스를 나눌 수도 있습니다. 조금 불편한 상황에서의 그런 행동을 통해 서로를 더 애틋하고 가깝게 느낄 수 있습니다. 다양한 방법으로 즐기기 바랍니다.

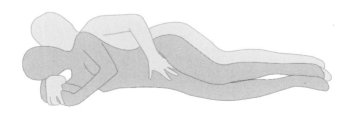

| 측위로 후배위 | 체력 소모가 크지 않아 편안히 즐길 수 있습니다.

항문 섹스도 괜찮습니다

─────── 한 상담 여성이 어색해하며 "남편이 뒤로 하는데 괜찮은 건가요?"라고 물은 적이 있습니다. 저는 후배위로 생각하고 답변을 하다가 그 '뒤'의 의미가 항문이라는 것을 알고 다시 설명했습니다.

항문 섹스에서 가장 주의할 점은 위생입니다. 대장균이 남성의 성기와 여성의 질에 침투할 위험이 있는 것이 가장 큰 문제입니다. 이를 위해 관장을 하는 분들도 있지만 그렇게까지 할 필요는 없고 항문에 삽입했던 페니스를 씻지 않은 채 바로 질에 삽입하지 않으면 됩니다. 항문에 있던 대장균류가 질 내에 들어가는 것을 막아야 하기 때문입니다. 그래서 항문 섹스를 할 때도 콘돔을 사용해야 합니다. 항문 섹스 후 질에 삽입하고 싶을 때는 이용하던 콘돔을 제거합니다.

또한 항문에는 질처럼 애액이 있지 않으므로 반드시 윤활제를 사용해야 합니다. 처음부터 항문에 삽입하기는 어렵습니다. 페니스에도 윤활제를 발라야 하지만 여성의 항문 안에도 윤활제를 충분히 넣는 것이 좋습니다. 비닐장갑을 끼고 윤활제를 묻혀 손가락을 항문에 넣어 바르면서 여성이 괜찮은지 확인하는 과정을 거친 후에 삽입 섹스를 시도하십시오. 페니스에만 간단히 침 등을 바르고 갑작스럽게 삽입한다면 설령 동의했다 할지라도 여성에게는 악몽의 시간이 이어질 뿐입니다. 또한 충분히 준비했다 해도 통증을 느낄 수 있으므로 섹스의 주도권을 여성이 갖는 것이 좋습니다. 삽입 시기와 깊이, 그만두어야 할 때 등을 여성이 결정하고 표현하십시오. 동의했다고 해서 마음대로 하도록 두어도 된다는 의미는 아닙니다. 남성 역시 여성이 무조건 참아주는 것을 원하지는 않을 겁니다. 서로의 느낌을 솔직히 표현하고 배려하는 과정이 중요합니다. 드물지만 항문 섹스를 통해 오르가슴을 느끼는 여성도 있습니다. 체위는 후배위와 같으므로 다른 사항 역시 후배위와 동일합니다. 손을 이용해 여성의 성감대와 클리토리스를 자극함으로써 항문 섹스만으로는 느끼기 어려운 흥분 상태나 오르가슴에 이르게 할 수도 있을 겁니다. 무엇보다 중요한 것은 여성이 항문 섹스를 받아들일 수 있는지 여부입니다.

가장 좋은 체위는?

———— 앞에서 설명한 남성상위, 여성상위, 후배위 외에도 섹스 체위는 아주 다양합니다. 앉은 자세, 직립 자세, 서로 누운 자세, 옆으로 누운 자세, 남녀 모두 엎드린 자세, 의자에 걸터 누운 자세 등등 수십 가지가 있을 겁니다. 이런 다양한 자세들은 남성상위, 여성상위, 후배위의 응용이라고 생각하면 됩니다. 처음부터 끝까지 한 가지 체위만으로 할 수도 있지만 두세 가지 체위를 연결해서 하면 변화와 흐름이 있는 섹스가 됩니다.

섹스에도 정해진 공식이 있으면 편리하겠지만 섹스에는 공식이 없습니다. 그래서 응용을 하라고 말씀드리는 것이지만 더 어렵게 느껴질 수도 있으니 일반적인 응용 몇 가지를 설명하겠습니다. 물론 꼭 이대로 따라 할 필요는 없습니다.

남성상위로 삽입 섹스를 시작한다면 아무래도 사정까지 빨리 이를 수 있지만 여성이 오르가슴에 이르기에는 역부족입니다. 하지만 많은 여성들이 초반에는 남성이 섹스를 이끌어가길 원하기에 처음에는 남성상위로 시작해서 CAT로 바꿔 여성의 오르가슴에 도움을 주는 것이 좋습니다. 그리고 오르가슴에 도달할 정도로 충분히 진행되었다고 생각되면 여성상위로 여성이 섹스를 주도해보기 바랍니다. 물론 처음에는 어떻게 해야 할지 모를 수 있습니다. 하지만 남성상위와 CAT를 통해 어떻게 오르가슴에 도달하게 되는지 터득한 여성이라면 여성상위를 어떻게 해야 하는지 자연스럽게 알게 될 것입니다. 물론 잘 모르더라도 여성상위에서 피스톤 운동이 아닌 클리토리스 자극을 하게끔 남성이 이끌어주면 됩니다. 첫 술에 배부를 수 없으니 꾸준히 사랑하십시오.

여성이 좀 더 적극적이라면 여성상위로 시작하면 좋습니다. 여성 위주의 섹스를 하다 보면 여성이 남성보다 더 빨리 오르가슴에 도달할 수 있습니다. 여성이 오르가슴에 도달하더라도 여성은 멀티오르가슴을 느낄 수 있고 비록 멀티오르가슴은 느낄 수 없더라도 피스톤 운동을 지속할 수 있으므로 그 이후에 남성상위로 바꾸거나 다양한 체위를 시도할 것을 추천합니다.

조루인 남성은 여성상위를 먼저 하는 것이 좋은데 길지 않은 자극에도 바로 사정을 하거나 여성이 적극적이지 않다면 닥터리 방식Lee's technique : 164쪽에서 설명합니다으로 사정 조절을 하면 도움이 됩니다. 여성상위에서도 닥터리 방식을 응용할 수 있습니다. 여성이 남성의 다리 쪽으로 몸을 깊이 내리면 페니스가 조여져 사정을 조절할 수 있고 그 상태에서 여성은 남성의 치골에 클리토리스를 문지르는 등의 방법으로 감각을 유지할 수 있습니다.

사정까지 걸리는 시간이 긴 남성이라면 대개 페니스에 강한 자극을 받길 원하므로 손이나 입을 이용한 전희를 충분히 하고 강한 자극을 연결할 수 있도록 여성의 질이 많이 조여지는 후배위를 선택하면 좀 더 빨리 사정에 이를 수 있습니다.

이상은 대표적인 예시일 뿐 사람마다 신체적 특성이나 기질이 다르고 그날그날의 상황과 몸 상태가 다를 것이므로 서로에게 맞는 체위를 직접 찾아야 합니다. 한쪽의 키가 많이 크거나 몸이 통통한 경우, 신체의 한 부분이 불편한 경우에 적합한 체위도 있을 것이며, 여성이 임신 중일 때 복부에 최대한 부담이 가지 않도록 할 수 있는 체위도 있습니다. 분위기가 달아올라 격렬하게 하고 싶을 때 적합한 체위도 있을 것이고 시간을 갖고 천천히 오래 하고 싶을 때 더 적합한 체위도 있을 것입니다. 피곤하지만 사랑을 나누고 싶은 날 몸을 편안하게 하고 즐길 수 있는 체위, 섹스 중 잠시 휴식한다는 느낌으로 친밀감을 지속하고 싶을 때 적합한 체위도 있을 것입니다. 하지만 많은 사람들이 한다는 체위, 어떤 책에서 추천하는 체위 등은 대표적인 예시일 뿐 완벽한 정답은 아닙니다. 마치 섹스를 이렇게 해야만 하는 것처럼 읽으면 안 됩니다. '이런 방식으로 하면 좀 더 많이 사랑할 수 있겠구나', '여기에서 조금씩 변화를 주면 되겠구나'라는 생각을 하면서 봐야 합니다.

어떤 남성들은 마치 기술 시연을 하듯 자주 체위를 바꾸면서 섹스를 하고 또 이것을 은근히 자랑하기도 합니다. 하지만 그런 행동은 파트너의 느낌에 집중하고 있지 않다는 것을 보여줄 뿐입니다. 얼마나 다양한 체위를 시도할 수 있는가는 그리 중요하지 않습니다. 어떤 체위에서든 상대와 리듬을 맞추면서 서로가 만족할 수 있는 방법으로 제대로 하는 것이 훨씬 중요합니다.

어떤 체위가 가장 좋은 체위일까요? 정답은 없습니다. 섹스는 다양한 상

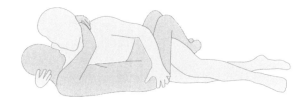

| **다양한 체위** | 임신중일 때 하면 좋은 체위로, 페니스가 클 경우에도 도움이 됩니다.

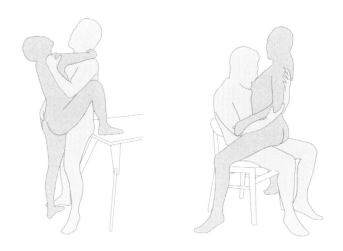

| **다양한 체위** | 분위기가 갑자기 달아올랐다면 주위 사물을 이용해 그 자리에서 해도 좋습니다.

황에서 다양한 형태로 할 수 있습니다. 그래서 어렵게 느껴지지만 그렇기에 다양한 재미를 찾을 수 있습니다. 서로 원한다면 어떤 자세든 시도해볼 수 있습니다. 섹스의 다양성을 받아들이고 변화를 시도하면서 서로가 원하는 섹스의 세계에 빠져보기 바랍니다.

그런데 상담을 하다 보면 자기가 다른 자세를 취하거나 좀 더 반응이 예민해지면 남편이 의심을 한다고 하는 여성들이 있습니다. 그래서 원하는 것은커녕 느낌조차 표현하지 않은 채로 섹스를 하게 되고 결국 문제가 생깁니다. 발전적인 섹스는커녕 의무적인 방어전만 하게 됩니다.

그런 분들은 자세 변화를 가져보라는 조언을 받아들이기 어려워합니다. 제 생각에도 어려울 것 같습니다. 몇 년 동안 변화가 없던 아내가 어느 날 갑자기 변한다면 의아한 마음이 들 수 있을 겁니다. 그런데 그건 남편도 마찬가지입니다. 얼마 전 만난 고등학교 동기는 평소와 다른 자세를 시도하면 부인이 의심할까봐 걱정이 된다고 하더군요. 그 친구는 애인과는 자신이 하고 싶던 방식으로 섹스를 하고 있었습니다. 남편과 아내는 서로 눈치를 보면서 그저 그렇게 섹스를 하고 있고, 재미있는 섹스는 다른 곳에서 찾고 있습니다.

거꾸로 생각해보겠습니다. 몇 년을 같이 살아 왔는데 이제 얘기 좀 하면 안 될까요? 계속 불만 속에 살기보다는 해결할 용기를 내보는 게 훨씬 나을 겁니다. 죽기 전에 후회할 일 한 가지는 줄여놓는 것이 좋지 않겠습니까? 섹스에 대해 터놓고 대화를 시작하는 것이 지금까지와는 다른 세계로 들어가는 입구입니다.

섹스가
지루해질 때

어디서 섹스를 하는지 물어보면 대부분 주로 침대에서 한다고 대답합니다. 왜냐고 물어보면 "그러게요?"라고 답을 합니다. 섹스가 지겨워지는 이유 중 하나는 같은 상대와 같은 시간에 같은 장소에서 같은 방식으로 섹스를 하기 때문입니다. 이처럼 반복되는 '같은' 중에서 바꿀 수 있는 것을 바꾸면 섹스가 덜 지겨워지고 좀 더 재미있어집니다.

그렇다면 무엇을 바꿔볼까요? 사람을 제외한 다른 모든 사항을 바꿔보는 것이 행복한 성생활에 도움이 될 겁니다. 사람을 바꿀 때는 그에 따른 책임을 항상 고민해야 합니다. 사람을 바꾸지 않을 거라면 그 사람에 대한 생각을 바꿔야 합니다. 제가 주례를 보면서 신랑신부에게 '언젠가 두 분의 사랑이 지쳐갈 때가 올 겁니다. 권태기에 빠지려거든 이 사람이 어제와는 다른, 오늘은 새로운 사람이라고 생각하기 바랍니다. 내가 처음 만났을 때 그 풋풋한 신선함과는 다른, 나를 만나 오늘의 모습처럼 변하고 있는, 나로 인해 나와 닮아가는 새로운 사람이라고 생각하기 바랍니다. 인간의 사랑은 길어야 3년이라는 과학 실험 결과는 잊어버리세요. 남들과 똑같이 살지 마십시오. 다른 삶을 사셔야 합니다. 어제 사랑을 나누었어도 오늘 아침은 어제와 다른, 어제보다 더 발전한 나의 사랑이라는 생각으로 사랑을 나누셔야 합니다"라고 말한 적이 있습니다. 신부의 어머님이 제 주례사에 제일 만족하셨던 것 같습니다. 사람이 아닌 그 사람에 대한 생각을 바꾸는 것은 커플 생활 전반에 긍정적인 영향을 줄 겁니다.

역할극으로 재미를 얻는 분들도 있습니다. '난 학생, 넌 선생님' 아니면 '난 노예, 넌 주인! 네 마음대로 해봐' 등의 설정으로 일상에서 벗어나는 것도 좋습니다.

다음으로 시간을 바꿀 수 있습니다. 제가 상담을 했던 분들의 공통점 중 하나는 피곤한데 어쩔 수 없이 응해주다 보니 섹스가 싫어졌다는 것입니다. 밤에 피곤하면 잠을 자고 일어나서 아침에 하는 것을 고려해보십시오. 피곤하다고 늘 거부하거나 대충 받아주기보다는 가끔은 "오늘은 빨리 자고 내일 아침에 하자"고 말해보기 바랍니다. 그런데 섹스는 언제 하는 것이 제일 좋을까요? 밤이 좋을까요? 새벽이 좋을까요? 하고 싶은 마음이 생길 때가 제일 좋습니다. 당신은 하고 싶은데 상대방은 생각이 없다면 어떻게 해야 할까요? 둘이 동시에 하고 싶으면 좋을 텐데 꼭 그렇지는 않습니다. 둘 중 한 명은 상대방을 위해 희생을 해야 할 겁니다. 당신은 아침형 인간인데 파트너는 저녁형 인간일 수도 있습니다. 저녁형 인간은 밤에 섹스를 하고 싶은데 아침형 인간은 밤이면 피곤하고 졸음이 몰려옵니다. 아쉬운 대로 저녁형 인간이 희생을 하고 참았습니다. 아침형 인간은 새벽에 잠에서 깼고 컨디션이 회복되었습니다. 옆에 잠자고 있는 저녁형 인간이 정말 섹시해 보입니다. 하지만 잠이 들어 있는 파트너를 깨우지 못하고 참습니다. 너무 사랑하기에 자신을 희생하고 맙니다. 이 커플은 언제 섹스를 해야 할까요?

많은 이들이 퇴근 후 밥 먹고 텔레비전을 보다가 재미있는 게 끝나면 잠자리에 듭니다. 이제 일과가 끝났으니 섹스나 하자는 자세인데 몸이 피곤한 상태에서 섹스를 하는 것은 대부분의 여성이 싫어하는 방식입니다. 섹스는 몸 상태가 안정적일 때 하는 것이 좋습니다. 특히 여성은 임신에 대한 본능적 대응 때문에 컨디션이 좋을 때

섹스를 해야 합니다. 남성들은 불공평하다고 생각할 수 있지만 서로가 행복한 섹스
는 여성에게 맞춰야 한다고 생각합니다. 지금까지 늘 같은 시간에 섹스를 해왔다면
시간을 바꾸는 것만으로도 상대방이 더 행복해하는 것을 느낄 수 있을 겁니다.

다음으로 바꿔볼 것은 장소입니다. 처음에는 침실에서만 해도 충분하겠지만 시
간이 지나면서 변화를 원하게 될지도 모릅니다. '인생은 침실에서만 사랑하기에는
너무 짧다'는 말이 있습니다. 집안에서 장소를 바꾼다거나 집밖으로 눈을 돌려보
세요. 거실, 부엌, 사무실, 차 안 등 사랑을 나눌 장소는 너무도 많습니다. 저는 호
텔을 종종 이용합니다. 아직 서울의 모든 호텔을 가본 것은 아니지만 유명한 호텔
은 아내와 거의 가본 것 같습니다. 호텔의 장점은 다음날 아침 뷔페를 편하게 먹을
수 있다는 것입니다. 아침 뷔페는 없지만 더 성스러운 모텔도 추천합니다. 둘만의
여행이라면 더 좋습니다. 결혼하고 자녀가 있다고 섹스를 위한 여행을 가지 말라
는 법은 없습니다.

무엇보다 좋은 것은 새로운 것에 대해 열어두는 마음입니다. 늘 같은 패턴이었
다면 변화를 주세요. 전희를 짧게 해왔다면 더 길게 해보세요. 새로운 체위도 시도
해보고 좀 더 적극적인 말도 던져보세요. 밥을 먹을 때 배만 부르면 되는 게 아니
듯, 섹스로 얻는 오르가슴보다는 서로 사랑하는 그 과정이 중요합니다.

상담을 온 많은 여성들이 남편과의 섹스가 재미없다고 말합니다. 그렇다고 애
인이 있어서 애인과는 재미있게 하는 것도 아닙니다. 애인을 두고 싶어하지 않는
분이 더 많습니다. 재미가 없어졌다고 섹스와 담을 쌓는 것보다는 남편과의 섹스
를 즐겁게 만들어가는 게 더 좋을 겁니다. 본인이 섹스가 재미없다고 느낀다면 배
우자도 재미없다고 생각할 수 있습니다. 영화를 보면서 저렇게 해보자고 살짝 말
한다면 엄청 좋아할지도 모릅니다. 섹스에 대해 말을 꺼내는 순간 닫혔던 문이 열
립니다.

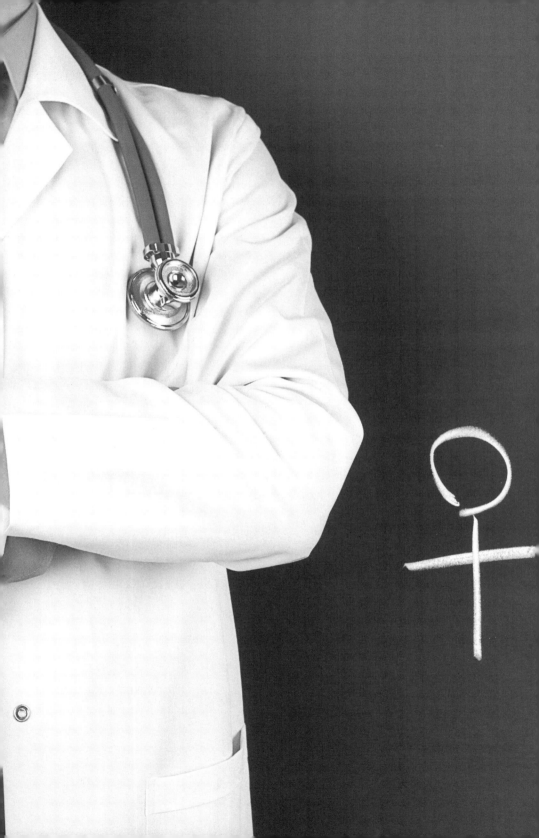

5

피스톤 운동 =
섹스의 정석?

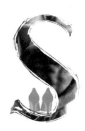

남성이 피스톤 운동을 하는 이유

──────── 피스톤 운동은 질과 외음부에 충분한 자극을 주어 여성에게 오르가슴을 느끼게 하기 위한 행위입니다. 반복적인 피스톤 운동으로 소음순을 움직여 클리토리스 주변에 간접 자극을 주고 치골을 통해 클리토리스에 직접 자극을 주며 페니스로 지스팟을 지속적으로 자극하면 여성이 오르가슴에 도달할 거라 생각하며 남성은 열심히 피스톤 운동을 합니다.

하지만 실질적으로 남성이 피스톤 운동을 하는 이유는 자신의 기쁨을 위해서입니다. 피스톤 운동으로 귀두에 반복적으로 자극을 주어 사정에 이르게 됨으로써 사정의 기쁨과 임신을 시킬 수 있다는 기쁨까지 얻을 수 있기 때문입니다. 이것이 남성이 피스톤 운동을 하는 이유입니다.

그렇다면 꼭 피스톤 운동을 오래 해야 할 이유가 있을까요? 짧게 키스하듯 잠시만 접촉해도 오르가슴을 느끼거나 사정을 하게 된다면 빨리 행복해져 좋지 않을까요? 인류의 섹스가 단순히 임신을 위한 생식 목적이라면 사정까지 오래 걸리는 피스톤 운동은 상당히 비효율적이고 위험한 방식입니다. 피스톤 운동을 하는 동안 위험한 상황에 빠질 수 있기 때문입니다. 사자나 호랑이 같은 맹수가 주변에 있었다면 그들의 좋은 먹잇감이 되었을 겁니다. 그렇기에 고릴라는 삽입 후 사정까지 10초도 걸리지 않고, 토끼는 3초 안에 사정합니다. 연어와 같은 어류는 암컷이 알을 낳으면 수컷이 방정사정을 하여 수정을 시키는데 이 단 한 번의 합방으로 수명을 다합니다. 연어는 피스톤 운동 없이 임신을 위한 섹스를 한 것입니다. 임신을 위해서라면 위험한 피스톤 운동을 오래 하지 않는 것이 좋았을 텐데 인류는 왜 그렇게 오래 하려고 할까요? 피스톤 운동은 사정만을 위한 단순한 행위가 아닐지도 모릅니다.

피스톤 운동의 끝은 페니스에서 정액이 나가는 것이지만 뉴욕 주립대학교의 진화심리학자 고든 갤럽Gordon Gallup 교수에 따르면 피스톤 운동 과정에서 질 안의 내용물이 질 밖으로 빠지게 된다고 합니다. 남성의 귀두를 보면 피스톤 운동을 통해 질 안으로 공기를 넣기보다는 질 밖으로 공기를 빼는 데 더 적당한 모양입니다. 그렇다 보니 피스톤 운동을 오래 하다 보면 공기 빠지는 소리가 나기도 합니다. 그로 인해 많은 여성들이 바람 빠지는 소리를 불편해하면서 수술 상담을 받는데 그건 섹스 파트너와 속궁합이 점점 잘 맞아간다는 뜻일지도 모릅니다. 물론 어설픈 피스톤 운동 때문일 수도 있습니다.

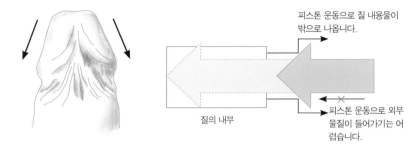

피스톤 운동으로 질 내용물이 밖으로 나옵니다.

질의 내부

피스톤 운동으로 외부 물질이 들어가기는 어렵습니다.

| 피스톤 운동의 역할 |

만일 피스톤 운동이 질 내부 공기를 외부로 뽑는 게 아니라 외부 공기를 안으로 넣는 작용을 해서 질과 자궁 속으로 공기가 들어가면 어떤 일이 발생할까요? 직접 공기를 자궁 안으로 넣어보지는 않았지만 공기 대신 소독된 물로 확인할 수 있었습니다. 초음파 검사 중 자궁 안에 소독된 생리수를 넣어 자궁내막을 정밀하게 검사하는 방법이 있습니다. 자궁을 넓히려고 자궁 안에 물을 넣으면 여성들은 곧바로 통증을 호소합니다. 만일 자궁 안으로 공기가 들어간다면 넓어진 자궁 때문에 여성은 통증을 호소할 것이 분명합니다. 질 안으로 공기를 불어넣으면 공기색전증이 발생할 수도 있다는 내용을 읽은 적이 있습니다. 얼마나 많은 공기를 넣어야 공기색전증이 발생할까요? 아직 근거는 찾지 못했지만 질과 자궁에 공기가 들어간다고 해서 공기색전증이 발생할 것 같지는 않습니다. 질과 자궁에 공기가 공급된다고 하더라도 공기가 혈관에 들어갈 가능성이 없기 때문입니다. 행여 공기를 불어넣는 힘이 강해서 공기가 질을 지나 자궁을 통과해서 나팔관을 거쳐 배 안, 즉 복강에 들어간다고 하더라도 그 안에서 혈관으로 옮겨갈 수는 없습니다. 정말 그게 가능해서 복강 내 공기가 들어간다 해도 복통만 생길 뿐입니다. 배

안에 공기가 차면 우리 인체는 복통을 느끼기 때문입니다. 과연 공기색전증이 생길지 복통만 느끼게 될지 굳이 실험하지 말고 즐겁게 섹스만 생각하길 바랍니다. 피스톤 운동으로 공기 주입은 절대 일어나지 않습니다.

어쨌든 공기를 빠지게 하는 피스톤 운동을 왜 해야 했을까요? 피스톤 운동으로 공기가 빠진다면 질 안에 있는 다른 물질들도 빠질 겁니다. 여성의 질 분비물은 약산성을 띠고 있어 정자를 약하게 만듭니다. 여성의 질 분비물을 빼낸다면 정자의 생존 가능성은 더 증가할 겁니다. 하지만 더 중요한 것은 여성의 질 안에 남아 있는 다른 남성의 정액을 빼내기 위한 것이었는지도 모릅니다. 지금 당신의 눈을 의심하고 계신지요? 동방예의지국에서 무슨 글을 보고 있는 건지 황당할 겁니다. 이 개념은 많은 인류학자들이 말해 온 바와 같이 우리 인류가 섹스를 공유했다는 주장에 근거합니다. 최근에 출간된 크리스토퍼 라이언Christopher Ryan과 카실다 제타Cacilda Jetha의 『왜 결혼과 섹스는 충돌할까Sex at Dawn』를 보면 이 주장의 근거를 좀 더 자세히 살펴볼 수 있습니다. 인류의 섹스는 사자나 수탉처럼 우두머리 수컷 하나가 암컷 여럿을 독점하는 방식이 아니었습니다. 초기 인류는 집단 내에서는 물론 집단 외의 상대와도 관계를 갖는 개방적 성생활을 영유했습니다. 섹스는 종족 번식을 위한 행위이기도 했지만 행복을 공유하고 집단을 안정시키는 작용을 하는 공동의 놀이였을 수도 있습니다. 섹스를 공유함으로써 2세가 태어났을 때 수컷들은 자신의 아이인지 아닌지를 중요하게 여기지 않았고, 모든 수컷이 아버지, 삼촌, 외삼촌, 오빠의 역할을 공유하며 신생아를 보호했습니다. 혼자가 아닌 집단의 힘으로 아이를 지켰기에 번식과 종족 보존에 유리했을 겁니다. 하지만 인간을 포함한 모든 동물은 집단의 유전자보다는 자신의 유전자를 더 퍼트리고 싶어합니다. 섹스를 공유하더라도 타인의 유전자보다는 자신의 유전자를 더 퍼트리고 싶었기에 앞에 사정된 타인의 정액을 빼내고자 했을 겁니다. 그래서 페니스의 귀두는 피스톤 운동을 할 때 내부 물질을 빼는 데 더 유리한 모양으로 진화했고, 긴 페니스로 오래 피스톤 운동을 할수록 질 안의 정액을 더 잘 빼낼 수 있기에 남성들은 긴 페니스와 오랜 피스톤 운동을 선호하게 되었다는 겁니다. 질 안에 다른 정액이 없었다면 굳이 오래 피스톤 운동을 하지 않아도 되었을 것이고 위험을 피하기 위해 빨리 사정을 했어도 되었겠지요. 결국 남성의 입장에서 피스톤 운동은 즐거움을 위해서라기보다는 본인의 정자를 다른 남성과의 경쟁에서 더 유리한 입장에 도달하게 하기 위한 본능적인 노력이었던 겁니다. 또한 다른 남성의 정액이 남아 있는지 눈으로는 확인할 수 없기에 가능한 오래 피스톤 운동을 하려고 했고 충분히 하지 못했다면 불안한 마음이 들었을 겁니다.

농경사회가 시작되고 사유재산이 생기면서 일부일처제나 일부다처제가 형성되었고, 결국 한 명의 남성이 한 명 혹은 다수 여성과의 섹스를 독점하는 방식으로 문명이 진행되었습니다. 인류의 역사에서 농경사회 이후는 아주 짧은 기간입니다. 그 이전의 역사가 훨씬 더 길기에 인류는 피스톤 운동을 가능한 오래 해야 자신의 유전자를 퍼트릴 수 있는 섹스 타입에 더 깊이 적응해 있습니다. 생활양식은 바뀌었지만 인류의 뇌는 아직 긴 선사시대의 본능을 간직하고 있습니다.

자신의 유전자를 퍼트리기 위해 발전한 것이 피스톤 운동뿐일까요? 우리의 몸은 생각보다 더 신비합니다. 1973년 「Fertility and setrility」에 실린 린드호머Lindholmer의 연구에 의하면 사정 시 나오는 정액을 앞부분과 뒷부분으로 나눴을 때 앞부분에 나오는 정액에 있는 정자의 운동성과 생존율이 뒷부분에 나오는 정액에 있는 정자에 비해 좋습니다. 나중에 나오는 정액의 정자는 먼저 나온 정자에 비해 일찍 죽습니다. 앞부분에는 전립선 액이 주로 함유되어 있어 정자의 활동성과 생존율을 증가시키는 자극원이 되고, 뒷부분에는 정낭seminal vesicles의 용액이 있어서 생존율과 활동성을 떨어트린다고 합니다. 실험에 따르면 정액을 세척해서 전립선 액과 정낭의 용액을 제거하면 앞부분과 뒷부분에 있는 정자의 활동성과 생존율이 비슷해집니다. 다른 건강한 사람의 정액 중 앞부분의 정액을 세척된 정자와 혼합하면 정자의 생존율이 다시 증가하고 뒷부분의 정액과 섞으면 생존율이 다시 감소합니다. 즉 정자는 같지만 정액 성분에 차이가 있어 앞부분의 생존율은 높아지고, 뒷부분의 생존율은 낮아지는 겁니다. 왜 이렇게 되어 있는 걸까요? 남성이 사정을 하면 3~9번 정도의 수축을 통해 정액을 발산하는데, 앞부분의 정액은 임신을 하는 데 최적화되어 있고, 뒷부분의 정액은 뒤에 들어오는 타인의 정액을 무력화하는 데 최적화되어 있는 겁니다. 결국 우리의 생식기는 정액 성분의 처음과 끝을 다르게 함으로써 자신의 유전자를 더 퍼트리도록 하고 있습니다. 어차피 임신을 위해 필요한 정자는 한 개면 됩니다. 나머지는 그 한 개를 도와줘야 합니다. 그것이 유전자를 공유한 형제들의 역할입니다. 나중에 들어온 페니스의 피스톤 운동으로 질에서 쫓겨나지 않고 살아남는다면 뒤에서 올라오는 다른 남성의 정자를 막는 것이 마지막 사명이었던 겁니다. 사정할 때 정액이 발사되는 속도를 보면 처음에는 폭포수처럼 빠르게 나가고 나중에는 눈물처럼 천천히 흘러나옵니다. 앞부분의 정액은 임신을 시도하기 위해 빨리 나오는 것이고, 뒷부분의 정액은 질 입구에 멈추어 다음에 오는 정액을 무력화하기 위해 천천히 나오는 것입니다.

　인간이 정액 성분으로 정자 경쟁을 하고 있는 것과 비슷한 예로 두더지와 다람쥐는 수컷이 사정 후 암컷의 생식기에 교미 마개를 만들어 다른 수컷의 정액이 들어오는 것을 막게끔 진화했습니다. 교미 마개는 페미돔여성용 콘돔이나 cervical cap자궁경부를 막는 피임 도구 같은 역할을 해서 다른 수컷의 정액을 막습니다. 재미난 것은 두더지나 다람쥐의 수컷 생식기에는 그 교미 마개를 벗기는 고리가 있다는 것입니다. 그래서 수컷은 고리로 교미 마개를 벗기고 정액을 빼내고 사정을 한 후 다시 교미 마개를 만들어 씌웁니다. 교미 마개는 인간의 뒷부분 정액 역할을 하고, 고리는 인간의 피스톤 운동 역할을 하는 것입니다.

　2010년에 폴란드의 한 여성이 이란성 쌍둥이를 낳았는데 두 아이의 아버지가 다른 것으로 밝혀졌습니다. TVN 24에 따르면 이는 세계에서 단 일곱 차례만 확인된 희귀한 사례로, 이 여성은 남편 외에도 내연남이 있었고 쌍둥이를 낳았는데 이혼 소송 중에 친자를 확인한 결과 아들의 아버지는 남편, 딸의 아버지는 내연남인 것으로 드러났습니다. 이런 일이 가능하려면 가임 기간 중의 여성이 두 개의 난자를 배란한 조건에서, 매우 짧은 시차를 두고 서로 다른 남성과 성관계를 가져야 합니다. 또한 앞에 남아 있던 정액의 후반부를 피스톤 운동으로 제거한 뒤에 사정을 했어야 합니다. 아니라면 남아 있는 정액이 다음에 들어온 정액의 활동성을 떨어트렸을 겁니다. 또한 나중에 섹스한 남성의 피스톤 운동 전에 먼저 사정한 남성의 정자가 최소한 질을 통과한 상태였어야 합니다. 물론 남성의 정자는 최장 7일 정도 여성의 몸에서 살아남을 수 있습니다. 같은 날 섹스를 했을 수도 있지만 다른 날 섹스를 했을 수도 있습니다. 피스톤 운동을 아무리 열심히 해도 자궁까지 들어간 정자를 빼낼 수는 없습니다.

여성도 피스톤 운동을 원할까요?

─────── 앞에서 알아본 바와 같이 피스톤 운동은 섹스 만족도를 올리기 위해서라기보다는 정자 경쟁에서 우위를 차지해 자신의 유전자 보존 가능성을 조금이라도 올리기 위한 남성의 노력이었습니다. 피스톤 운동이 즐거움이었다면 다른 수컷동물들도 장시간의 피스톤 운동을 했을 겁니다. 일례로 침팬지의 경우 삽입 후 사정까지 7초 정도가 걸립니다. 다른 동물들도 대개 1분을 넘기지 않습니다. 물론 인간 외의 동물은 즐거움이 아닌 종족 번식을 위해 교미를 하기에 직접 비교는 어렵습니다.

그렇다면 인간의 피스톤 운동은 서로에게 즐거움을 주는 방법일까요? 꼭 그렇지가 않기에 문제가 생깁니다. 여성의 경우 삽입 섹스를 통해 오르가슴을 경험하는 경우가 20% 정도에 불과합니다. 얼마 전 어떤 상담 여성은 "남자랑 섹스를 해서 오르가슴에 도달한 적은 없어요"라며 본인이 무언가 잘못하고 있는 듯 민망해했습니다. "그런데 왜 남자랑 섹스를 하세요?"라는 질문에 그녀는 "교감?"이라고 답변을 하더군요. 많은 여성이 비슷할 것입니다. 교감을 주고받기 위한 목적이라면 꼭 피스톤 운동이 필요할까요? 왜 남성뿐 아니라 여성도 피스톤 운동에 집착할까요? 그 이유는 섹스를 남성 중심으로 보고 있기 때문입니다. 남성의 섹스 만족에 더 큰 비중을 두고 있기 때문에 무언가 결과물이 보이는 사정을 섹스의 목적으로 보는 것입니다.

사람들에게 섹스가 무엇이라고 생각하는지 물어보면 대부분 페니스를 발기시켜서 질에 삽입하여 피스톤 운동을 하고 사정을 하는 과정을 말합니다. 하지만 피스톤 운동은 단지 섹스의 일부분입니다.

임신을 목적으로 하지 않거나 피임을 하고 있다면 그 순간의 섹스는 서로 즐거움을 느끼기 위한 행위여야 합니다. 그렇다면 여성에게 즐겁지 않은 삽입 섹스만을 고집할 이유가 없습니다. 혹시 섹스란 삽입을 해서 남성은 사정을 하고 여성은 오르가슴을 느끼는, 아니면 느끼는 척이라도 해야 하는 것이라고 생각하는 것은 아닐까요? 남성의 사정과 여성의 오르가슴이 동시에 이루어져야 섹스를 잘했다고 생각하고 있지는 않나요?

섹스에 대한 정의는 시대에 따라 달라집니다. 청교도의 금욕주의가 팽배했을 때의 섹스는 임신이 가능한 시기에만 남성상위로 해야 하는 것이었습니다. 지금 당신이 갖고 있는 섹스에 대한 정의는 누가 내려준 것입니까? 당신이 섹스를 하는 이유는 무엇입니까? 무엇을 위한 섹스인지 생각해보아야 합니다. 당신의 본능을 충족시키는 것도 중요하지만 지금껏 열 번의 섹스 중 열 번 모두 본인이 하고 싶은 대로 해왔다면 이제 반 정도는 상대방이 원하는 섹스를 해도 됩니다. 반대로 늘 상대방에게 맞춰주는 섹스를 해왔다면 이제 자신이 원하는 것을 정확히 요구해도 됩니다. 인간에게는 섹스가 임신만을 위한 수단이 아닙니다. 인간과 보노보 등은 배란기가 아닐 때도 섹스를 합니다. 섹스는 임신을 위한 수단인 동시에 행복 공유를 통해 사회 구성원의 단합을 유지하는 유흥거리였을 가능성도 높습니다.

여성도 섹스를 재미있게 여기므로 피스톤 운동에 의한 오르가슴을 필요로 했을 겁니다. 하지만 절대적으로 필요한 것은 아니었을 겁니다. 그래서 지스팟이 있는 여성도 있고 없는 여성도 있는 것으로 보입니다. 지속적인 피스톤 운동을 통해 즐거움을 얻는 여성도 있지만 별 재미를 느끼지 못하는 여성이 더 많습니다. 대신 모든 여성이 갖고 있는 클리토리스를 통한 오르가슴이 중요합니다. 피스톤 운동의 자극을 포기할 수 없다면 피스톤 운동을 이용한 간접 또는 직접 자극을 클리토리스에 전달해야 합니다. 단순한 피스톤 운동은 여성에게 큰 의미가 없습니다.

생리 중 섹스에 대한 오해

──────── 많은 사람들이 생리 중에 섹스를 하면 안 된다고 알고 있습니다. 생리혈이 지저분해 염증을 일으킬 수 있다고 생각하기도 하고, 밖으로 나와야 할 생리혈이 피스톤 운동에 의해 배 안으로 들어가 복통을 일으킬 수 있다고 생각하기도 합니다. 이건 피스톤 운동의 원리가 압력을 주는 게 아니라 빼는 것이라는 점을 모르기 때문에 생긴 오해입니다. 여성이 오르가슴을 느껴 자궁이 수축과 이완을 할 때 질에 있는 정액이나 혈액이 자궁 내로 들어가고 그 혈액이 복강 내로 들어갈 수 있기 때문이라고 한다면 약간은 수긍할 수 있습니다. 하지만 자궁이 수축 후 이완할 때 질에 있는 것을 자궁으로 흡입하더라도 이때 난관에 연결되어 있는 복강 쪽으로 밀어 올린다는 증거는 아직 없습니다. 난관으로 연결된 길은 아주 좁고 질 쪽으로 난 길은 넓습니다.

언뜻 생각하면 자궁이 질 안의 정액을 받아들이려고 오르가슴 때 수축을 한다고 생각하기 쉽습니다. 수축 시 자궁경부가 질 안에 고여 있는 정액에 접촉하기 때문입니다. 그런데 생각해보십시오. 풍선이 수축할 때는 풍선 안의 공기가 밖으로 나옵니다. 그리고 수축이 끝나고 이완이 되면 다시 공기를 주입할 수 있습니다. 자궁도 마찬가지입니다. 정액을 받아들이기 위해 자궁 안의 내용물을 수축의 형태로 내뿜는 것이라고 생각하는 것이 더 합당합니다. 자궁의 내용물이 나간 후에 질 안의 정액이 들어온다고 생각하면, 생리 중에 섹스를 통해 오르가슴을 느끼면 자궁이 수축되어 자궁 안의 혈액이 밖으로 쉽게 나올 것이라는 점을 알 수 있습니다. 그렇게 되면 피에 의한 자궁 자극이 줄어들어 생리통이 줄어들 수도 있습니다. 이렇게 설명하면 어떤 분들은 수축 후 다시 원상태로 돌아갈 때 질 안의 혈액이 자궁으로 다시 들어갈 수도 있지 않느냐고 말합니다. 물론 그럴 수도 있지만 피스톤 운동이 질 안의 혈액을 밖으로 내뿜어 줄 것이므로 상관없을 것이라고 생각합니다. 또한 다시 들어간다고 하더라도 그 양이 경미할 뿐만 아니라 수축과 이완의 반복으로 대부분 나오게 되는 것 같습니다. 『여자가 섹스를 하는 237가지 이유』를 보면 오르가슴에 의한 진통 효과로 생리통이 줄기에 생리 중 섹스를 선호한다는 여성도 있습니다.

그렇다면 왜 많은 사람들이 생리 중에 섹스를 하면 감염이 된다고 알고 있을까요? 그건 섹스를 억제하고 여성을 비하하려 한 관습이나 종교의 영향이 크다고 생각합니다. 구약성서 레위기를 보면 생리혈은 불경하니 생리 중에 섹스를 하지 말라는 구절이 있습니다. 여성을 재산 정도로 여기던 고대에 여성의 지위를 낮추기 위한 수단으로 생리를 더럽게 여겼던 사회적 상황 때문은 아니었을까 하고 생각합니다.

생리 중의 섹스를 시쳇말로 '떡볶이'라고 말합니다. 떡볶이는 주식이 아닌 분식이나 간식이니 섹스에 대한 생각이 바뀌었다면 간식 먹듯이 떡볶이를 해보는 것도 괜찮겠습니다. 질 입구를 깨끗이 씻고 수건 등을 바닥에 깔고 하면 됩니다. 마음을 편하게 먹고 즐기십시오.

조루와 지루는 당연한 현상입니다

———— 인류가 야외에서 섹스를 하던 문명 이전 시기를 생각해보겠습니다. 섹스가 길어지면 야생의 포식자들로 인한 위험에 빠질 수 있었을 테니 안전을 위해 빨리 사정을 했어야 할 겁니다. 그리고 섹스를 공유하던 시절 또 다른 경쟁자인 다른 남성이 여성의 성교 소리를 듣고 온다면 먼저 사정된 자신의 정액은 뒤이은 경쟁자의 피스톤 운동에 의해 질 밖으로 배출될 위험이 있었을 겁니다. 이런 상황에서 먼저 섹스를 하는 남성의 입장에서는 빨리 끝내는 것이 임신 가능성을 높일 수 있는 방법입니다. 특히 질 안에 다른 정액이 없다는 것을 확신할 수 있는 상황이라면 피스톤 운동 없이 빨리 사정을 하는 것이 제일 좋았을 겁니다. 지금 당신이 이 세상에 존재할 수 있는 이유 중 한 가지는 바로 당신의 남자 조상이 조루였기 때문인지도 모릅니다.

하지만 지금은 당신이 조루이기에 유전자를 더 퍼트릴 수 있는 세상이 아닙니다. 이제 우리는 맹수가 없는 안전한 방에서 문을 잠그고 섹스를 할 수 있습니다. 또 여성이 임신을 위해 섹스를 하면서 여러 파트너를 일부러 공유하지도 않고, 한 번의 섹스로 임신을 시켜야 하는 세상도 아닙니다. 꾸준히 섹스를 하고 원한다면 피임을 하면서 서로가 즐기는 섹스를 해도 됩니다. 오히려 여성에게 오르가슴을 선사할수록 그녀가 떠나가지 않을 가능성이 크기에 남성의 유전자를 더 퍼트릴 수 있는 그런 세상에 살고 있습니다.

얼마나 빨리 사정을 하면 조루에 해당할까요? 발기 지속 시간이 일정한 기준에 미치지 않는 것을 조루라고 보기도 하지만, 그보다는 여성이 오르가슴에 도달하기 한참 전에 사정을 하는 것을 조루라고 보는 것이 적합할 것 같습니다.

영화에서처럼 동시 오르가슴을 느끼면 좋겠지만 현실에서는 여성이 오르가슴을 느끼기 전이나 후에 사정을 하게 됩니다. 사정을 하고 나면 페니스가 줄어들어 피스톤 운동이 힘들어지는 남성과 달리 여성은 오르가슴 후에도 피스톤 운동을 지속할 수 있고 다시 오르가슴을 느끼는 것도 가능합니다. 그러므로 여성이 오르가슴을 느낄 수 있도록 충분히 준비가 된 후에 삽입을 해서 여성의 오르가슴 뒤에 남성이 사정을 하거나 여성의 오르가슴에 맞춰 사정을 하는 것이 이상적입니다. 그렇게 하면 남녀 모두 만족스러운 섹스를 할 수 있고, 조루인 남성이 갖는 부담감도 해결될 수 있습니다.

하지만 많은 남녀가 피스톤 운동을 통해 오르가슴을 느끼기를 원합니다. 그래서 조루는 극복되는 것이 좋습니다. 조루를 극복하는 방법에 대해서는 뒤에서 좀 더 자세히 설명하겠습니다.

남성은 한 번 사정하면 다시 발기가 되는 데 시간이 걸립니다. 여성은 오르가슴에 도달하더라도 피스톤 운동을 계속 할 수 있으며 연속해서 여러 차례 오르가슴에 도달할 수도 있으므로 사실 1 대 1 섹스는 비대칭적인 상황입니다. 이를 고려한다면 남성들은 그 시간만큼 피스톤 운동을 버틸 수 있도록 반복된 연습을 해야 하는지도 모릅니다. 하물며 조루는 심각한 문제일 수 있습니다.

조루와 정 반대쪽에 지루가 있습니다. 통계에 따라 다르지만 조루로 고민하는 남성은 전체 남성의 20~30% 정도이고 지루로 힘들어하는 남성은 1~2% 정도라고 알려져 있습니다. 조루에 비하면 지루는 그 수가 많지 않지만, 남성의 사정과 관련해 양 끝에 있는 증상이며 분명 그로 인해 힘들어하는 이들도 있으므로 함께 설명하도록 하겠습니다.

지루란 발기는 정상적으로 되지만 오르가슴에 도달하지 못하거나 사정이 되지 않는 증상을 말합니다. 이 역시 명확한 시간 기준이 있는 것은 아닙니다. 여성이 오르가슴에 도달하기 전에, 심하면 삽입하자마자 사정하는 것이 조루라면, 여성이 오르가슴을 느끼고 이제 아프니 그만 하자고 할 때까지, 또는 피스톤 운동으로는 오르가슴에 도달할 수 없는 여성이지만 남성을 만족시켜주려고 계속 받아주고 있는데도 사정을 잘 못하는 것이 지루입니다. 애액이 다 말랐는데도 계속 피스톤 운동을 하면 여성에게는 아름다운 섹스의 기억은 사라지고 질 입구의 통증만 남을 뿐입니다. 이때 여성이 내는 소리는 정말 아파서 내는 소리입니다.

그렇다면 지루는 왜 생겼을까요? 왜 그렇게 오랫동안 피스톤 운동을 해야 했을까요? 지루는 다른 남성보다 늦게 섹스를 해야 하는 남성들이 선택할 수밖에 없었던 페니스 상태일지도 모릅니다. 다른 남성보다 늦게 섹스를 한다는 것은 우선권을 빼앗겼다는 의미입니다. 힘이 약하거나 나이가 들어서, 혹은 사회적 위치가 낮거나 선호되는 외모 기준에 미달하는 등 열등한 조건에 놓인 남성들이라면 질에서 자궁 쪽으로 흐르는 정액을 좀 더 열심히 빼야 했을 겁니다.

또는 임신을 목적으로 하지 않고 여성에게 즐거움을 주기 위해 섹스를 한 경우일 겁니다. 임신이 목적이 아니라면 굳이 사정을 해야 할 이유가 없습니다. 남성들은 나이가 들면서 사정 시간을 조절할 수 있게 되는 경우가 많습니다. 노년의 섹스는 임신보다는 사회적인 행복을 위한 것이었을 가능성이 높습니다. 여성 또한 마찬가지입니다. 폐경은 모든 포유류에서 발견되는 것이 아닌 드문 자연 현상입니다. 인간 여성이 폐경 뒤에도 섹스를 한다는 것은 진화의 오류가 아니라 섹스가 즐거움의 교환이었다는 증거입니다. 임신을 위한 선택에서는 남성과 마찬가지로 여성도 젊은 남성을 선호합니다. 하지만 즐거움을 위한 선택에서는 사정을 조절할 수 있거나 지루에 가까운 쪽이 선택받을 가능성이 높았을 겁니다. 즉 나이든 남성은 젊은 남성과의 경쟁에서 이기기 위해 좀 더 오래 피스톤 운동을 하는 것이 유전자를 더 퍼트릴 수 있는 방법이었을 겁니다. 남자의 인생은 젊을 때는 조루 현상을 겪다 경험이 쌓이면서 조절을 하게 되고 나이가 들면서 지루는 아니더라도 사정까지의 시간이 길어지는 것이 어찌 보면 자연스러운 변화입니다.

그렇다면 궁금해지는 것이 있습니다. 어떤 조건일 때 남성은 사정을 하는 걸까요? 이에 대해서는 아직 과학적으로 밝혀진 것이 거의 없지만, 대부분 뇌가 흥분한 상태에서 꾸준한 귀두 자극이 왔을 때 사정을 한다고 생각합니다. 조루의 경우는 뇌의 흥분 상태가 극도로 높아서 사정을 빨리 하는 것이고 지루는 꾸준한 귀두 자극에도 사정이 잘 안 되는 것입니다.

하지만 저는 남성이 사정을 하는 조건으로 귀두 자극 이외에 다른 중요한 요인이 있다고 생각합니다. 바로 질 내 환경의 변화를 귀두가 알아채는 것입니다. 귀두가 피스톤 운동을 할 때 여성의 질 내에 액체가 줄어들면 사정을 선택한다는 의미입니다. 즉 질 분비물이나 정액을 빼내면 더 이상의 피스톤 운동은 필요 없으니 이제는 빨리 사정을 해야 임신이라는 목적을 달성하는 겁니다. 남성이 자위행위를 할 때 섹스용 젤리나 로션을 바르거나 샤워 중 비눗물이 묻은 상태에서 하면 사정까지의 시간이 좀 더 길어지기도 합니다. 귀두에 눈, 코, 입, 귀와 같은 감각 기능이 없는데 어떻게 질 내 액체 여부를 가늠할 수 있을까요? 우리의 몸은 우리가 오감을 통해 알았다고 생각하는 것보다 훨씬 많은 것을 판단합니다. 더우면 땀을 내 체온을 조절하고 눈에 이물질이 들어가면 눈물을 만들어내 바깥으로 빼냅니다. 또 우리는 항문 위 직장에 압박이 올 때 그 원인이 가스인 방귀인지 고체인 대변인지 압니다. 이건 매우 중요한 문제입니다. 잘못하면 옷을 갈아입어야 하는 상황입니다. 인간의 직장은 그걸 판단할 수 있을 만큼 잘 발달해 있습니다. 물론 가끔 틀리기도 합니다. 마찬가지로 페니스의 귀두는 액체의 존재 여부를 잘 알고 사정을 조절할 수 있도록 발달했을 수 있습니다. 물론 가끔 틀릴 겁니다.

그러므로 조루로 마음 고생하는 분들은 질 내에 충분한 액체가 고이도록 전희를 더 잘 하는 것이 필요합니다. 애액으로 질이 흥건해지면 조루인 남성의 귀두는 좀 더 오래 버텨야 하는 상황임을 스스로 판단할 겁니다. 여성의 분비물은 정자가 살기에는 힘든 약산성이기 때문입니다. 애액이 충분히 나오지 않는다면 섹스용 젤리를 이용해 귀두가 버틸 수 있게 도와주십시오.

그래도 남성이 여성보다 빨리 사정에 도달한다면 삽입 이전에 다른 방법으로 여성에게 오르가슴을 선사해주면 됩니다. 여성이 오르가슴을 느꼈다는 것을 알게 되면 우선 남성은 피스톤 운동으로 여성을 만족시켜야 한다는 중압감에서 벗어날 수 있습니다. 또한 여성이 오르가슴을 느끼는 것을 본 남성의 뇌는 질과 자궁에 있는 사실은 없지만 뇌는 있다고 믿고 있습니다 정액을 빼야 한다고 믿게 되고 좀 더 늦게 사정하도록 페니스의 감각을 바꿀지도 모릅니다. 원하는 만큼 사정을 지연하지 못했더라도 꾸준히 연습하십시오. 어쨌든 이전보다는 좋아졌지 않습니까? 남성의 노력 덕분에 파트너도 이제 섹스를 좀 더 편하게 느끼고 있을 겁니다. 조만간 오르가슴도 느끼게 될 겁니다.

당신이 조루이거나 지루라면

──────── 섹스를 잘하려고 생각하는 남성들은 피스톤 운동 시간을 길게 하려고 노력합니다. 길어진 피스톤 운동으로 여성이 오르가슴에 도달한다면 다행이지만 그렇지 않다면 고통만 줄 뿐입니다. 왼쪽 등이 가려울 때는 왼쪽 등을 긁어줘야 시원해집니다. 그런데 오른쪽 등을 열심히 긁어주면 시원하기는커녕 짜증만 납니다. 피스톤 운동으로 여성에게 오르가슴을 선사할 수 있는 게 아니라면 시간이 중요한 포인트가 아닐 수도 있다는 생각을 해야 합니다.

한 시간 동안 섹스를 했다는 사람이 있다면 부러워할 것이 아니라 걱정을 해줘야 합니다. 20분 이상 할 수 있다고 유혹하는 광고가 종종 있는데, 이 또한 여성에게 물어봐야 합니다. 그 정도 시간이 걸리면 정말 좋은지 아니면 아픈지 말입니다. '필드에서 롱기스트! 집에서도 롱기스트!'라는 골프 식품 광고도 있는데, 시간이 길어봤자 여성이 지루했다면 아무 소용이 없습니다. 필드에서도 공을 매번 멀리 보내기만 하는 것보다 정확하게 홀에 넣는 것이 중요하듯 말입니다.

왈딩어Waldinger나 패트릭Patrick의 연구를 보면, 일반적인 피스톤 운동 시간은 5분이었으며 20분 이상은 10% 이하였습니다. 쓰러져 있던 페니스가 일어나는 것은 충혈된 것입니다. 손가락 끝을 고무밴드로 묶으면 그 끝이 충혈됩니다. 그 시간이 지속되면 손가락 끝의 감각이 무뎌지고 결국 통증이 유발됩니다. 심하면 근육이 죽게 됩니다. 즉 괴사가 일어나는 것입니다. 페니스도 마찬가지입니다. 발기된 상태가 30분 이상 지속되면 통증이 느껴지기 시작합니다. 정말로 피스톤 운동을 30분 이상 1시간 가까이 했다는 분이 있으면 아프지 않았는지 물어보십시오. 아프지 않았다면 피스톤 운동 중에 발기가 유지되지 않고 그냥 질에 삽입된 상태였거나 제대로 된 피스톤 운동이 아니었을 겁니다. 피스톤 시간이 길다고 남자의 자존심이 세워지는 것도, 여성이 만족하는 것도 아니니 섹스 시간을 과장해서 말할 필요는 없습니다. 그리고 섹스 시간을 말할 때는 전희와 후희를 모두 합쳐서 말하는 것이 맞습니다.

상담을 하다 보면 조루인 남편으로 인해 불만이 가득한 여성들이 많습니다. 공통적으로 하는 말 중 하나는 차라리 콘돔이라도 쓰면 좋겠다는 겁니다. 씻고 자려는데 못 자게 해놓고 흥분도 되지 않은 상태에서 삽입하고는 금방 끝났기 때문입니다. 그럼 허탈한 마음으로 또 씻어야 합니다. 남편이 콘돔을 썼다면 어차피 금방 끝났기에 땀도 안 났고 애액이 젖지도 않았으니 씻지 않고 자면 될 텐데 말입니다.

여성은 남편에게 당신이 조루라고 말할 수 없다고 합니다. 남편이 느낄 성적 자괴감이 안쓰럽기 때문입니다. 사실 남성도 자신이 조루인 것을 알고 있지만 애써 아닌 척 행동할 뿐입니다. 그렇게 조루이지만 조루가 아닌 것처럼 생활한다면 여성은 점점 피곤하거나 잠든 척을 해야 하고 서로에게 필요한 대화는 사라져갑니다. 또한 남성은 자신감 상실로 지속적으로 섹스를 해야 할 상대방에게 다가가지 못하고 술기운을 빌어 섹스를 하거나 다시 안 만나도 되는 원나잇 섹스를 하게 됩니다. 섹스를 피하던 부인은 남편마저 섹스를 시도하지 않는 것을 자신의 성적 매력이 떨어졌기 때문이라고 오해하게 됩니다.

조루의 심리적인 원인으로는 몰래 빨리 해야 했던 자위행위, 섹스가 비도덕적이라는 생각, 섹스에 대한 자신감 부족 등이 있습니다. 결국 섹스에 대한 지식이 부족했기 때문입니다. 이 경우에는 지금까지 섹스에 대해 가졌던 생각을 바꾸는 것만으로도 마음이 편해져 증상이 완화될 수 있습니다. 또한 앞으로 소개할 행동 치료법을 파트너와 함께 실행해보면 전문가를 찾지 않고도 좋아질 수 있을 것입니다. 하지만 문제가 심각하다면 지금 당장 클리닉에 가서 심리적 원인을 극복하고 치료를 받는 것이 좋다고 생각합니다.

심리적 원인만 있는 것은 아닙니다. 귀두 부위의 민감도가 높아 발생하기도 하고, 너무 오래 섹스를 하지 않아서 일시적으로 조루 증상을 보이기도 합니다. 또 전립선염이나 요도염 등의 염증성 질환이 원인이 되어 발생할 수도 있습니다. 원인을 찾으면 치료도 할 수 있습니다. 말하지 않아서일 뿐 상당히 많은 남성이 조루증을 겪고 있습니다. 우리는 몸에 이상이 생기면 병원을 찾습니다. 조루 역시 자연스럽게 병원에 가면 되는 증상입니다.

지루증 역시 부부관계에 나쁜 영향을 미칠 수 있습니다. 지루인 남성 중에는 자위행위나 오럴 섹스를 통해서는 사정이 되지만 삽입 섹스를 통한 질 내 사정은 잘 하지 못하는 경우가 많은데, 이 때문에 자위행위에 몰두하거나 섹스를 회피한다면 파트너와의 교감에 좋지 않은 영향을 미치게 됩니다. 지루증으로 인해 사정 조절 능력이 떨어져 부부관계에 문제가 생길 수도 있지만, 파트너와의 관계가 원만하지 않거나 부담이 되어 이것이 지루증으로 연결되기도 하므로 악순환이 이어집니다. 또 지루인 남성이 어떻게든 섹스를 마무리하고자 피스톤 운동을 지속하면 여성에게는 부담이 될 수밖에 없습니다. 언제 끝날지 기약 없이 이어지는 피스톤 운동은 여성을 지치게 하고 섹스를 두려워하게 만듭니다.

이런 커플의 경우도 서로에 대한 배려와 노력이 절대적으로 필요합니다. 지루에 가깝다고 느껴지는 남성은 삽입하기 전에 충분한 흥분 상태를 만들어야 합니다. 자극을 고조시키는 데 많은 시간을 할애하고 충분한 느낌이 전해질 때 삽입을 하는 것이 도움이 됩니다. 새로운 환경이나 색다른 자극을 시도해보는 것도 괜찮지만 너무 외부 자극에 집착하는 것은 좋지 않습니다. 여성은 남성의 상황을 이해하고 배려하는 것도 중요하지만 질이 부을 때까지 피스톤 운동을 받아주거나 감당하기 힘든 요구까지 용인해서는 안 됩니다. 어떻게든 남성의 사정을 도와야 한다는 부담을 갖지 말고 여성 자신이 만족할 수 있는 지점을 찾으려는 노력을 함께 해야 지치거나 두려움에 빠지지 않고 관계를 이어나갈 수 있습니다.

또한 진정 지루로 고생하는 남성이라면 정확한 원인을 찾고 적합한 치료를 해야 합니다. 내분비 계통 등 신체적인 문제가 있을 수도 있으며 심리적인 문제가 원인일 수도 있습니다. 지루는 한번 발생했다고 지속되는 것이 아니라 원인이 되는 요인을 찾아 교정하면 개선될 수 있으니 성클리닉에서 깊이 있는 상담을 받기 바랍니다. 기질적인 원인이 있다면 교감신경흥분제 등의 약물 치료를 받는 것도 도움이 됩니다.

조루를 치료하는 테크닉

———— 섹스를 하는 이유는 자신의 즐거움을 위해서일 수 있지만 상대방에게 즐거움을 선사하기 위해서이기도 합니다. 요리를 하는 이유와 같습니다. 여성들은 못 믿을 수도 있지만 많은 남성들이 상대방의 즐거움을 더 중요하게 생각합니다. 그래서 섹스 후에 어땠는지 물어보는 겁니다. 그렇지만 그 목적을 좌절시키는 것이 조루입니다. 남성들이 섹스를 밝히면서도 점점 더 섹스를 어려워하는 이유인데, 조루로 인해 더욱 더 잘못된 섹스의 길로 접어드는 것이 안타깝습니다.

엄청나게 강한 자극을 받거나 성행위를 드물게 하는 경우 남성은 사정을 일찍 하게 됩니다. 하지만 나이가 들면서 섹스에 대한 예민도가 떨어지거나 짧은 기간에 여러 번 하면 사정까지의 시간이 길어집니다. 섹스에 대한 예민도를 떨어트리기 위해 섹스 중에 다른 생각을 하기도 합니다. 서양 남자들 사이에선 사정을 미루기 위해 장모 생각을 하라는 농담도 있습니다.

우리나라는 '사위 사랑은 장모'라는 말도 있을 만큼 장모와 사위의 관계가 좋은데 서양은 그렇지 않은 모양입니다. 우리나라에서는 직장 상사 생각을 하라고 합니다.

또한 짧은 기간에 여러 번 섹스를 하면 사정에 걸리는 시간을 늘릴 수 있다는 것을 알기에 제가 아는 어떤 분은 아내와 섹스를 하기 전에 먼저 화장실에서 자위행위로 사정을 한다고 합니다. 그리고 불응기가 지난 다음에 섹스를 시작합니다. 한 번 사정을 한 페니스는 예민도가 떨어지기에 삽입 섹스 시간을 늘릴 수 있습니다. 그런데 해봐서 알겠지만 두 번째의 섹스는 처음보다 더 재미있지 않습니다. 그분은 아내를 위해 더 재미있는 섹스를 포기하는 거라 생각합니다. 본인은 아내를 위한 고육지책이라고 생각하겠지만 이는 진정으로 아내를 위하는 행위는 아니라고 생각됩니다. 여성에겐 남성의 만족 또한 중요하기 때문입니다. 아내가 알면 결코 좋아하지 않을 겁니다. 더 중요한 건 앞으로의 섹스가 더 안 좋아질 수 있다는 겁니다. 삽입 섹스를 위해 자위행위를 함으로써 오히려 빨리 사정을 하는 연습이 되고 있습니다. 빨리 끝내고 섹스를 해야 하므로 편안한 마음으로 하지 못하고 빨리 사정을 해서 민감도만 떨어트리게 됩니다. 차라리 아내와 섹스에 대해 이야기를 하는 것이 서로 행복해질 수 있는 방법일 겁니다. 오래 피스톤 운동을 하는 것보다는 정성껏 어루만지고 얼마나 사랑하는지 알려줄 때 오르가슴에 더 잘 도달한다는 것을 아내가 말해줄 겁니다.

딴 생각을 하거나 미리 자위행위를 하는 것은 일시적으로 사정을 연기할 수는 있지만 사랑을 위한 섹스 행위에 그렇게 좋은 방법은 아니라고 생각해 추천하지 않습니다. 차라리 마음을 열고 다른 방법으로 여성을 행복하게 한 후에 삽입하십시오. 빨리 사정을 해도 미안하지 않도록 비삽입 섹스로 여성을 오르가슴에 이르게 하고 짧은 시간 안에 사정을 하면 둘 다 만족할 수 있습니다. 어차피 삽입 섹스로 여성을 만족시키기는 매우 어렵습니다. 이 사실을 받아들인다면 조루인 남성은 힘든 피스톤 운동 없이 편하게 빨리 행복할 수 있습니다.

하지만 그런 사실을 모두 이해한다 해도 남성은 적절한 피스톤 운동으로 여성을 만족시키고 싶어합니다. 또한 성적인 자기만족과 자신감 회복을 위해서도 조루는 치료가 필요합니다. 조루를 치료하는 방법으로는 행동 치료, 정신 상담, 약물 치료, 수술 등이 있는데 그중 가장 쉽게 많이 하는 것이 행동 치료입니다.

조루를 치료하기 위한 행동 치료로는 케이플란Kaplan의 스탑-스타트STOP-START법이나 볼드윈Baldwin의 스퀴즈Squeeze법을 주로 이용합니다.

스탑-스타트법은 남성이 사정 욕구를 느낄 때 상대방에게 멈추기를 요구하거나 피스톤 운동을 중지한 상태에서 감각이 무뎌지면 다시 피스톤 운동을 시작하는 방법입니다. 이때 남성에게는 케겔 운동이 상당히 도움이 됩니다. 케겔 운동은 여성만의 전유물이 아닙니다. 항문 주변 근육을 조이면 사정을 더 지연시킬 수 있으니 남성도 꾸준히 케겔 운동을 해야 합니다.

스퀴즈법은 자위행위로 사정 직전까지 도달했을 때 귀두 밑부분에서 요도를 강하게 압박하여 사정을 막는 방법입니다. 사정을 못하게 막음으로써 페니스의 발기 상태를 유지하면서 잠시 후 다시 시작하는 것을 다섯 번 정도 반복하라고 권유합니다. 이 방법으로 연습하여 어느 정도 사정을 조절할 수 있게 되면 여성과 삽입 섹스를 합니다. 여성상위로 섹스를 진행하다가 사정

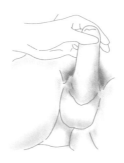

| **스퀴즈법** | 사정할 것 같을 때 귀두 아래를 강하게 압박해 사정 욕구를 없애고 다시 시작합니다.

을 할 것 같으면 여성에게 말해서 페니스를 빼고 귀두 아래를 엄지와 검지, 중지로 강하게 압박해서 사정 욕구가 완전히 없어지게 한 후 발기가 가라앉기 시작할 때 다시 삽입합니다. 여성이 압박을 해주면 더 좋습니다.

이 두 방법 모두 시간이 걸리더라도 서로 대화를 지속하며 꾸준히 해야 성공할 수 있습니다. 조루 치료에는 남녀 모두의 인내심이 절대적으로 필요합니다. 몇 달이 걸릴지 알 수 없습니다. 비록 시간이 걸리고 실패할 수도 있지만 서로 이해를 하면서 섹스를 하게 되니 시도조차 하지 않고 마음고생을 하는 것과는 비교할 수 없습니다.

스탑-스타트법의 단점은 여성이 움직이면 폭발한다는 것이고, 스퀴즈법의 단점은 여성에게 지속적인 자극을 못 준다는 것입니다. 하지만 제가 생각하는 이 방법들의 단점은 치료 과정 중에 여성이 성적 만족을 어느 정도 포기해야 한다는 것입니다. 그럼 여성의 만족을 포기하지 않으면서 조루 치료도 효과적으로 할 수 있는 방법은 없을까요?

스퀴즈법에서는 피스톤 운동을 하던 페니스를 빼고 손으로 꽉 잡아 폭발을 막습니다. 하지만 페니스를 빼고 손으로 잡는 동안 여성은 본인을 위한 행동을 멈추어야 하므로 성적 흥분이 떨어집니다. 물론 파트너의 고충을 함께 하는 것에서 정서적 만족을 얻을 수도 있고 조루 치료가 이루어지면 서로가 만족하는 섹스를 할 수 있게 되겠지만, 사정을 느낄 때 꼭 움직임을 멈추거나 페니스를 빼서 여성에게 전해지는 자극을 중지해야만 할까요? 여성을 위한 자극은 지속하고 남성이 받는 자극만 없앨 수는 없을까요? 그런 방법이 있습니다. 저는 그걸 닥터리 방식Lee's technique, 이금정 방식이라고 부릅니다.

CAT는 피스톤 운동의 각도를 바꿔 여성과 남성이 모두 만족할 수 있게 하는 삽입 섹스 방법입니다. CAT를 이해했다면 닥터리 방식을 좀 더 쉽게 할 수 있습니다. 즉 남성의 사정 욕구가 올라오면 CAT 각도보다 더 깊게 남성이 여성의 머리 방향으로 올라가는 겁니다. 질은 원통형이기 때문에 페니스가 좀 더 기울어지면 손으로 쥐어짜는 정도의 힘을 질이 주게 됩니다. 그림으로 설명하면 다음과 같습니다.

	일반적인 섹스	CAT	닥터리 방식
삽입 각도	⬅	⬂	⬂
페니스가 느끼는 질의 넓이	◯	◯	◯
질이 느끼는 페니스의 크기	◯	◯	◯

| 체위에 따라 달라지는 페니스 삽입 각도와 체감 크기 |

CAT 자세로 피스톤 운동을 하다가 사정을 할 것 같으면 남성의 몸을 더 위로 올리십시오. 그렇게 하면 질은 페니스를 꽉 잡는 역할을 하고, 페니스 체부는 여성의 클리토리스에 강하게 밀착됩니다. 그렇게 여성의 흥분은 유지시키면서 사정의 위험을 극복한 채로 다시 CAT로 움직이는 겁니다. 이를 반복하다가 여성이 오르가슴에 도달하면 남성은 더 이상 참지 말고 사정에 이를 때까지 피스톤 운동을 하십시오. 삽입 섹스로 오르가슴을 선사했다는 행복감을 느끼게 될 겁니다.

포르노에서는 이런 방식으로 섹스하는 것을 본 적이 없을 겁니다. 포르노는 섹스 교과서가 아닙니다. 단지 성욕을 더 자극하기 위한, 즉 유전자 경쟁자의 섹스를 보면서 본인의 섹스 욕구를 일으키고 충족하기 위한 판타지 영화일 뿐입니다.

굳이 조루 치료 목적이나 사정 욕구를 참기 위해서가 아니더라도 이 방식을 피스톤 운동 중에 이용하면 여성의 만족도가 증가하는 것을 알게 될 겁니다. 피스톤 운동 중 CAT와 닥터리 방식을 실행해보십시오. 여성 파트너의 교성을 듣게 될 겁니다. 너무 놀라지 마십시오.

조루를 치료하는 의학적 방법

————— 남성의 조루 치료제를 제일 많이 사용하는 사람은 여성입니다. 흔히 칙칙이라고 부르는 표피 마취제가 있습니다. 섹스 전에 귀두에 뿌리는 스프레이 방식의 마취제인데 뿌릴 때 칙칙 소리가 나서 칙칙이라고 합니다.

칙칙이를 사용하면 귀두가 마취되어 삽입을 해도 감각이 무뎌져서 사정까지의 시간을 연장할 수 있습니다. 표피 마취 효과를 보려면 삽입하기 5~15분 전에 뿌려야 합니다. 대부분 표피에 흡수되지만 남아 있을 수 있으므로 삽입 전에 물로 씻어야 여성의 성기가 마취되는 것을 막을 수 있습니다. 여성의 성기가 마취되면 여성도 잘 못 느끼게 되니 꼭 씻은 후에 삽입해야 합니다. 칙칙이를 통해 삽입 후의 시간이 길어지면 조루인 남성은 자신감이 생기게 되고 나중에는 칙칙이 없이도 사정 시간을 길게 조절할 수 있습니다. 하지만 표피 마취제 사용으로 일시적인 효과만 보았을 뿐 증상이 개선되지 않는다면 의사와 상담해야 합니다.

표피 마취제는 연고 형태로도 나와 있어서 손으로 바를 수도 있습니다. 바르고 나면 귀두와 손가락 모두 마취가 되므로 손가락은 바르자마자 잘 닦고 귀두 또한 충분한 마취가 되면 잘 닦아내야 합니다. 그런데 이 마취 연고는 여성들이 많이 사용하고 있습니다. 눈썹 문신이나 레이저 시술 등을 하기 전에 바르는 마취약이 바로 이 연고입니다. 이 표피 마취제들은 남성 성기의 예민성 감소뿐 아니라 피부 통증 완화를 목적으로 판매되고 있으므로 남성보다는 여성이 더 많이 사용합니다.

그 외 조루 치료에 도움이 되는 의학적 방법에는 사정까지 시간을 연장시켜주는 다양한 약물 치료와 민감한 신경을 둔화시켜 사정을 지연시키는 신경차단술 등이 있습니다. 약물은 증상과 원인에 따라 다양하게 적용될 수 있고 개인에 따라 효과가 나타나는 정도가 다르므로 전문가의 진단을 먼저 받는 것이 좋습니다. 신경차단술은 조루의 원인이 귀두의 민감함에 있는 경우에는 확실한 효과가 있는 것으로 알려져 있지만 부작용 등을 고려해 신중

하게 결정해야 합니다. 스스로와 연인에게 힘든 하루하루를 빨리 끝내길 원한다면 스퀴즈법, 스탑-스타트법, 닥터리 방식 등으로 개선해보고 그래도 안 되면 병원에 가서 상담을 받기 바랍니다.

여성도 조루와 지루가 있을까?

————— 영국에서 조사한 설문에 따르면 삽입 섹스만으로 오르가슴에 도달한 경험이 있는 여성은 10명 중 2~3명이라고 합니다. 삽입 섹스만으로는 오르가슴에 도달하지 못하는 여성이 70~80%라는 얘기입니다. 이것만으로는 불감증으로 분류하지 않습니다. 이처럼 통계적으로 대다수에 속하는 여성을 남성들은 불감증이라고 말하며 다른 여성들과 다르다고 말하려 합니다. 그런데 삽입 섹스만으로도 오르가슴에 도달하는 여성들은 어떻게 그게 가능할까요? 남성이 귀두에 자극을 받아야 사정을 하듯이 여성은 클리토리스에 적절한 자극을 받아야 오르가슴에 도달하는데, 클리토리스 자극에는 알맞지 않은 삽입 섹스만으로도 오르가슴에 도달할 수 있는 이유는 무엇일까요? 그런 경우가 있기에 우리는 그 이유를 찾아 지스팟 오르가슴, 질 오르가슴, 자궁경부 오르가슴, 유두 오르가슴 등의 비음핵 오르가슴이라는 이름을 붙여 부르고 있습니다. 그러다 보니 여성은 온몸이 성감대라고도 하고, 여성의 몸을 애무하는 것을 악기 연주에 비유하기도 합니다. 그런데 생각을 조금 바꿔보면 어떨까요?

예전에 인턴 생활을 할 때 자녀가 있는 여자 동기가 있었습니다. 비뇨기과 수련을 받던 그녀가 어느 날 난처한 얼굴로 웃으며 들어왔습니다. 인턴이 해야 하는 일은 교수님의 환자 치료를 도와주는 것인데 그중 한 가지가 수술 부위의 털을 깎는 일입니다. 그런데 그녀가 남자 환자의 수술을 위해 털을 깎으려 하자 페니스가 서서히 커지기 시작했다고 합니다. 환자는 얼굴이 붉어지면서 어쩔 줄 몰라 했고, 그녀는 애써 모르는 척 열심히 했지만 결국 끝까지 깎지 못했습니다. 환자가 참지 못하고 사정을 했기 때문입니다. 남자 환자의 경우는 주로 남자 간호사나 남자 인턴이 깎고, 여자 환자의 경우는 여자 간호사나 여자 인턴이 깎습니다. 그 날은 하필 남자 간호사도 없고 다른 남자 인턴들은 다른 과에서 수련을 받아 여자 동기가 깎았던 겁니다. 하긴 남자 간호사가 깎았어도 사정하는 경우가 있을지도 모르겠습니다. 남성이 사정을 하는 것은 대개 귀두에 충분한 자극이 갔을 때이지만, 그 외의 경우에도 사정을 할 수 있습니다. 그 환자와 같이 성기 주위에 자극을 받았을 때도 할 수 있고 몽정처럼 뇌의 자극만으로도 할 수 있습니다. 물속에서 잠수를 하다가 호흡을 끝까지 참다 보면 소변이 나올 것 같다고도 하고 사정을 할 것 같다고도 합니다. 사실 우리는 언제 어떤 조건에서 사정을 하는지 제대로 알지 못합니다.

적절한 피스톤 운동을 하기도 전에 사정을 하는 남성의 증상을 우리는 조루라고 합니다. 이런 정의를 여성에게 적용한다면 클리토리스에 적절한 자극이 전달되지 않았는데 오르가슴에 도달하는 여성은 남성의 조루와 같은 경우라고 생각할 수 있습니다. 피스톤 운동 1~3분만에 오르가슴에 도달한다는 여성도 있는데, 이들은 남성의 조루와 같은 증상에 해당합니다. 반대로 피스톤 운동만으로는 오르가슴에 도달하지 못하는 여성들 중 극히 일부가 남성의 지루와 같은 경우이거나 불감증일 것입니다.

　　남성의 조루는 치료를 통해 개선이 됩니다. 여성의 조루는 굳이 치료할 필요가 없다고 생각하겠지만 오르가슴 이후에도 계속되는 남성의 피스톤 운동으로 힘들어하는 여성들이 있습니다. 이런 경우는 피스톤 운동 중에 말라 버린 애액 대신 젤리를 바르는 것이 여성의 질을 위한 조치입니다. 아니면 남성의 경우처럼 치료를 해야 할 텐데 여성들은 별로 원하지 않을 겁니다.

　　불감증에 가깝다고 생각되는 여성은 지루인 남성들만큼 고통스럽습니다. 지루인 남성에게 삽입 전에 미리 충분한 성적 흥분을 주는 것이 중요하듯이 이런 여성들은 클리토리스와 다른 성감대에 충분한 자극을 주어야 하고 섹스 흥분 상태를 잘 조절해야 합니다. 물론 남성이든 여성이든 진정한 불감증이라면 성클리닉의 도움을 받아야 합니다.

가끔은 무서운 늦바람

59세 여자 환자가 있습니다. 섹스를 안 한 지 30년이 넘었는데 질염이 자주 발생한다며 속상해하던 분입니다. 섹스를 안 하면 질이 더 건조해질 수 있습니다. 섹스 자체가 삶의 기쁨을 주기도 하지만 신체 기능 향상 등 건강에도 좋으니 편하게 섹스를 하시면 좋겠다고 말씀드리자 지금 70세인 남편은 당뇨와 고혈압 등이 있어 벌써 30년 동안 섹스한 적이 없다며 그 전에도 삽입하자마자 사정을 해서 재미없었다고 말하던 분입니다.

그런데 그분이 어느 날 섹스를 한 뒤 좀 불편하다고 왔습니다. 남편만 바라보던 그분에게 애인이 생긴 겁니다. 그분은 "다섯 살 연하인데 이 남자는 정말 화려한 섹스를 해요"라고 행복한 목소리로 말씀하셨습니다. 화려한 섹스라니 대체 어떤 섹스인 걸까요? "어떻게 해야 화려한 섹스에요?"라고 묻자 그분이 대답하길 "이 남자는 혀로 해주는데 너무 좋아요. 그렇게 좋은 걸 그동안 왜 모르고 살았을까요. 너무 좋은데, 끝나면 아파져서 왔어요"라고 하더군요.

남편과 달리 애인은 오럴 섹스를 통한 충분한 전희와 적당한 피스톤 운동으로 59년 동안 몰랐던 오르가슴을 선사해준 것입니다. 오르가슴을 아직도 모르는 분은 이분의 마음을 모를 겁니다. 행복한 신세계를 너무 늦게 알게 되어 속상해하는 마음을 느낄 수 있었고, 이래서 늦바람이 무섭구나 하는 생각도 들었습니다. 충분한 전희를 했음에도 섹스 후 불편해진 이유는 폐경 이후 질 건조증이 왔기 때문입니다. 호르몬 치료와 섹스 전용 젤리로 도움을 드렸습니다.

늦바람이라고 모두 이분과 같은 경험을 하는 건 아닙니다. 남편과 사이가 안 좋았던 비만환자가 있었습니다. 남편은 아이 둘을 낳은 부인에게 너무 뚱뚱해서 섹스할 마음이 안 든다는 말까지 했다고 합니다. 충격을 받은 부인은 비만 치료를 하여 20kg 감량에 성공했습니다. 그런데 살을 빼고 남편과 섹스를 했지만 그리 만족스럽지 않았다고 했습니다. 상담해보니 아이를 낳기 전에도 남편과의 섹스는 별로였다는 것이었습니다. 살이 찌고 나서는 섹스에 관심이 줄어들고 남편도 관심을 보이지 않아 살을 빼면 좋아질 줄 알았는데 그저 그렇다며, 사실 남편과는 비만 때문에 사이가 안 좋았다기보다는 성격 차이가 크다는 겁니다. 살을 빼도 남편과의 섹스가 좋아지지는 않을 것이라고 생각했었다고도 했습니다. 그럼에도 살을 뺀 것은 자신감을 되찾고 싶은 이유가 컸을 겁니다. 그랬던 그분에게 애인이 생겼습니다. 애인과의 섹스는 만족스러운지 물으니 마찬가지로 그저 그렇다는 거였습니다. 결국은 사람에 따라 다른 것 같습니다. 모든 애인이 섹스를 잘하는 것은 아닙니다. 제가 상담했던 여성 중 남편과의 섹스에서 없었던 오르가슴을 애인과의 섹스에서 얻었다는 분은 많지 않았습니다.

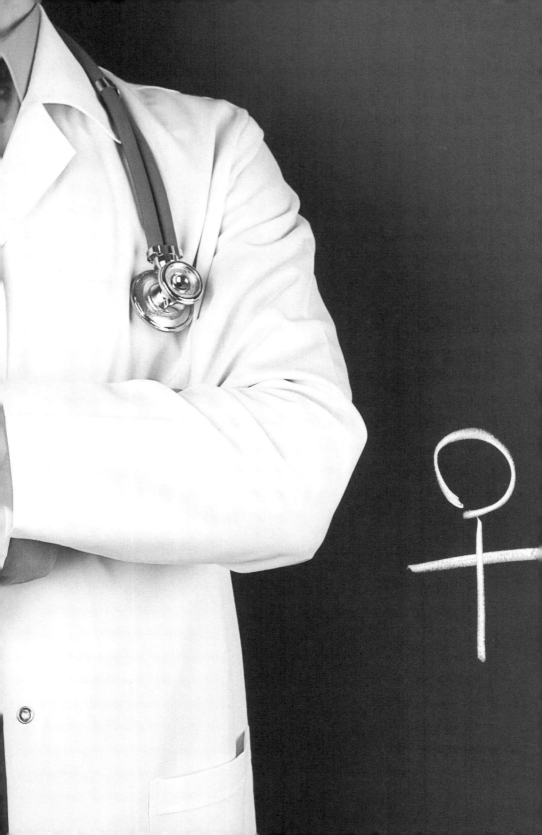

6

사정과 오르가슴

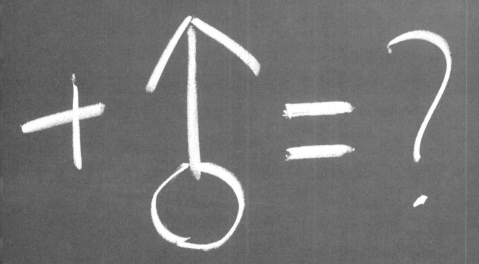

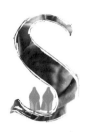

오르가슴을 느낄 때 여성의 반응

───── 기능성자기공명영상촬영fMRI으로 뇌의 활동 정도를 측정해보면 여성이 오르가슴을 느낄 때는 뇌의 거의 모든 영역이 극도로 흥분하는 것으로 보이며, 여성의 뇌가 이보다 더 격렬히 활동을 할 때는 간질 발작 이외에는 없다고 합니다. 뇌가 그토록 강력히 반응할 때 여성 생식기의 반응 또한 매우 흥미롭습니다.

여성의 성기는 오르가슴을 느낄 때 질을 둘러싼 근육이 여러 번 수축을 합니다. 자궁 또한 수축을 하는데 재미난 사실은 자궁이 수축하면서 복강 쪽으로 올라간다는 것입니다. 결국 오르가슴을 느낄 때는 질이 길어지고 자궁은 더 멀어지므로 질 입구에 사정을 하면 정자가 달려가야 할 길이 더 멀어집니다. 또한 자궁경부와 만나는 질 끝부분은 오르가슴을 느끼는 동안 공간이 커져서 정액을 많이 담을 수 있습니다. 그런데 오르가슴이 사라지면 공간이 줄어들어 받아 두었던 정액이 다시 배출됩니다. 어차피 임신하는 데는 한 개의 정자만 있으면 되기 때문에 굳이 많은 정자를 가지고 있을 필요는 없습니다. 그렇다 해도 임신을 원했다면 정액을 배출하지 않아도 될 텐데 여성은 질의 공간을 줄여가면서 정액을 배출합니다. 뭔가 이상합니다. 오르가슴이 여성의 임신에 도움이 된다는 말도 있지만 이 반응은 오히려 임신이 잘 되지 않도록 막고 있는 것처럼 보입니다.

임신이란 단순히 정자가 난자를 만나서 이루어지는 것입니다. 남성은 정자를 안전하게 멀리 보낼 수 있도록 노력하고 여성은 오르가슴으로 기쁨을 느끼며 임신을 받아들이면 충분하지 오르가슴을 통해 임신이 잘되도록 여성의 생식 기관이 진화되었다는 생각은 들지 않습니다. 물론 오르가슴 시 나팔관의 변화 등은 임신에 더 유리한 면이 있지만 오르가슴이 임신에 필요한 현상은 아닙니다. 임신 가능성을 높이는 요인은 여성의 질 내 선택이나 오르가슴 여부보다는 정자의 운동성과 질 밖으로 배출이 잘 안 되는 정도에 있는 것으로 보입니다.

결국 오르가슴의 목적은 섹스를 즐겁게 만들어 임신을 유도하기 위한 것이 아니라 그저 행복하게 어울려 살게 하려는 것이고, 임신은 부수적으로 따라오는 것 같습니다. 임신을 위해 섹스가 즐거워야 한다면 다른 동물에서 오르가슴이 없는 이유를 설명하기 힘듭니다. 어쩌면 오르가슴은 즐거운 섹스를 방해하는 임신을 막아보려고 여성의 생식기가 반응하는 것인지도 모릅니다. 인간이라는 종이 처음 퍼졌던 오래전 여성을 원하는 남성은 너무도 많았을 겁니다. 여성이 섹스를 통해 남성으로부터 음식과 보호를 얻을 수도 있었을 겁니다. 남성은 종족 번식을 위해 여성과의 섹스를 원했기에 임신을 한 여성과의 섹스를 원하는 남성은 적었을 겁니다. 여성의 자궁과 질은 즐거운 섹스가 방해 받지 않도록, 또한 먹을 것을 충분히 공급받을 수 있도록 오르가슴을 통해 임신을 방해하고 있는지도 모릅니다. 불임부부에게 시도하는 의료적인 방법 중에 정자를 자궁 안에 넣는 시술이 있습니다. 시험관아기 시술 이전에 시도하는 것으로 당연히 오르가슴 없이 임신이 됩니다.

완전한 여성과 완전한 남성?

──────── 제가 어릴 적에는 남자는 부엌에 들어가면 고추가 떨어진다고 했습니다. 남녀의 일을 구별하던 시절입니다. 저는 요즘 아침을 준비하니 고추 떨어질 일을 매일 하고 있습니다. 우리는 인간을 남성과 여성으로 분류합니다. 가장 많이 분류하는 기준이 인간의 성기입니다. 단순히 페니스가 있으면 남성, 질이 있으면 여성이라고 생각합니다.

하지만 요즘은 페니스가 있더라도 수술로 이를 없애고 질을 만든 후 자신의 성정체성이 여성이라고 주장하면 여성으로 인정합니다. 그런데 생각과 행동은 여성인데 성전환 수술을 못 받아 생식기만 남성이라면 남성인 걸까요, 여성으로 인정해야 할까요? 여러분의 생각에 맡기겠습니다. 제가 얘기하고 싶은 것은 성전환 수술이 가능한 이유입니다.

남성을 여성으로 만드는 성전환 수술에서 페니스는 어떻게 할까요? 고환을 제거하듯 그냥 잘라서 없애버릴까요? 절대 아닙니다. 페니스의 체부를

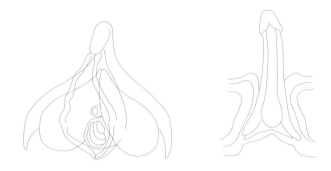

│ **클리토리스와 페니스** │ 동일한 부위에서 발달한 기관으로, 전체 모양을 보면 유사한 점이 많습니다.

몸속으로 넣고 귀두를 클리토리스처럼 보이게 성형합니다. 여성의 클리토리스에서 몸 밖으로 보이는 부분은 귀두와 같고 몸속에 있는 부분은 페니스 체부와 같기 때문입니다.

인간은 자궁 속에서 남성과 여성으로 구분되어 성장합니다. 엄마의 X 염색체가 있는 난자와 아빠의 X 염색체나 Y 염색체를 가진 정자 중 하나가 만나 XX 여성이나 XY 남성으로 태어납니다. 가끔 염색체 이상으로 X 염색체가 하나뿐인 XO 터너증후군 여성이나 XXY 남성이 태어나기도 합니다. 우리는 난자와 정자가 만난 결과물이기에 무조건적으로 XX나 XY일 수는 없습니다. 비정상적인 염색체로 인해 유산, 기형, 정상에 가까운 외형 등 다양한 형태가 나타납니다. 또한 비정상은 아니더라도 정상 상태로 볼 수 있는 다양한 염색체가 발생할 수 있습니다. 형제자매의 외모가 다른 이유이기도 합니다. 이처럼 신체의 모든 기관이 다양해질 수 있으며 이는 남녀의 성기도 마찬가지입니다.

그림에서 볼 수 있는 것처럼 염색체가 XX이건 XY이건 임신 초기의 생

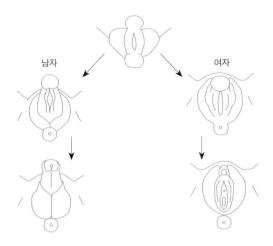

| 남녀 상동 기관 | 남성의 페니스와 여성의 클리토리스는 배아(胚芽)의 동일한 부위에서 발달한 기관입니다.

식기 모양은 똑같습니다. 이때 XY인 경우 임신 초기에 태아에게서 남성 호르몬이 분비되고 남성 호르몬에 반응하는 수용체가 제대로 반응하면 페니스와 고환으로 발달합니다. 여성은 남성과 달리 남성 호르몬의 분비가 없어서 질로 발달합니다. 남성의 최대 관심사인 페니스의 크기 차이가 이때 발생합니다. 유전적 차이도 있지만 임신 초기에 남성 호르몬에 많이 노출되면 페니스가 더 커진다고 합니다. 남성 호르몬에 적게 노출되면 페니스가 작아지고 노출이 아예 안 되면 페니스가 아닌 질이 생길 수 있습니다. 그렇게 생각하면 여성의 클리토리스 크기 차이도 성 호르몬의 노출 정도에 따라 다르지 않을까요? 중세시대에는 종교 재판관이 마녀로 의심되는 여성의 몸을 검사하여 클리토리스가 크면 마녀로 판단해 화형을 시켰다고 합니다. 과학이 발달해야 하는 이유 중에는 종교에 대한 맹신도 있습니다.

XY 염색체로 착상된 남아 중 임신 초기에 남성 호르몬이 여아인 경우처럼 적게 나오거나 호르몬 수용체 이상으로 남성 호르몬이 작동하지 못하는 경우 남아의 페니스는 어떻게 발달할까요?

지금까지 밝혀진 바에 의하면 수정 후 7주까지는 여성과 남성의 생식기에 차이가 없습니다. 남녀의 외부 생식기 부위는 7주 이후부터 달라집니다. 앞에서 X 염색체가 하나뿐인 XO는 여성이고, X 염색체가 두 개더라도 Y 염색체가 있으면 남성이라고 했듯이 여성과 남성의 외성기는 X 염색체가 몇 개냐가 아니라 Y 염색체의 존재 여부에 따라 결정됩니다. Y 염색체에 있는 성 결정 유전자sex determining region of the Y chromosome, SRY 유전자가 태아의 고환을 자극하여 남성 호르몬인 안드로겐과 항뮬러관 호르몬을 생산하면 여성의 자궁과 나팔관, 질의 상부 3분의 2를 형성하는 뮬러관을 퇴화시키며 생식기는 남성으로 발달합니다. 여성의 경우는 성 결정 유전자가 없기에 고환 대신 난소로 발달하고, 항뮬러관 호르몬이 생성되지 않아 뮬러관이 발달하여 자궁과 나팔관, 질이 생깁니다.

그렇다면 XX인 여성이 외부 요인이나 내부 요인으로 인해 남성 호르몬에 과도하게 노출되면 어떤 생식기를 갖게 될까요? 노출 시기에 따라 달라집니다. 임신 12주 이전에 노출되면 고환을 제외하고 남성의 페니스와 구별이 거의 안 될 정도로 생식기가 발달합니다. 12주가 넘어서 고농도로 노출이 되면 클리토리스가 비대해지고 대음순과 소음순의 모양이 전형적인물론 여성의 생식기 모양은 다양합니다 모양과 달라집니다. 중세시대 마녀는 이렇게 태어났을 겁니다. 물론 마녀는 클리토리스가 아니라 종교 재판관의 사리사욕에 따라 결정됐다는 걸 우리는 알고 있습니다.

XY 염색체 남성인 경우도 SRY 유전자에 이상이 있거나 남성 호르몬 생산에 장애가 있는 경우, 또는 남성 호르몬이 작용하는 수용체에 이상이 생기면 여성의 외음부와 비슷한 모양을 갖게 됩니다. 이때 항뮬러관 호르몬이 생산되면 자궁과 나팔관, 상부 3분의 2의 질이 형성되지 않아 외음부와 질의 입구만 생성되고 몸 속의 질은 없는 생식기 구조를 갖게 되어 염색체는 XY로 남성이지만 외부 생식기는 여성인 인간이 됩니다. 이 경우 질은 입구만 있고 자궁까지 연결하는 중간 이후는 없으며 자궁은 당연히 없습니다.

어려운 용어를 사용하며 발생학을 설명한 이유는 우리가 아는 남성과 여성은 모두 똑같은 남성과 여성이 아니라는 것을 말하고 싶어서입니다. 보통의 사람들이 생각하는 완전한 남성이 있다면 그 반대쪽에는 완전한 여성이 있을 겁니다. 그리고 그 사이에는 호르몬 영향이나 유전자의 차이로 남성이지만 여성의 성질을 가진 존재가 있을 수 있고 여성이지만 남성의 성질을 가진 존재가 있을 수 있습니다. 호르몬 영향이나 유전자 이상이 개체 형성에 문제가 안 될 정도인 경우에는 확인하기 힘들 정도의 차이만 있기에 잘 모르고 있을 뿐입니다. 남성이라는 집단과 여성이라는 집단이 양 극단에서 마주보고 있는 것이 아니라, 남성과 여성이라는 양 극점을 연결하는 선이 있다면 그 사이에 남성 쪽에 더 많이 치우쳐 있는 남성과 여성 쪽에 더 가까운 여성, 여성 쪽에 가까워진 남성과 남성 쪽에 가까워진 여성, 그리고 가운데에 남녀가 한 몸에 있는 존재true hermaphroditism가 있습니다.

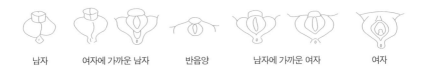

| 남자 | 여자에 가까운 남자 | | 반음양 | 남자에 가까운 여자 | | 여자 |

| 성별에 따른 성기 모양 |

남성이라고 해서 여성적인 면이 없는 것이 아니고 여성이라고 해서 남성과 비슷한 면이 없는 것이 아닙니다. 남성과 여성은 원래는 같은 생식기를 가지고 있는데 발달 과정에서 호르몬과 유전자의 차이로 다른 모양의 생식기를 갖게 되는 겁니다. 모양은 달라도 같은 기능을 하는 곳이 있는데, 그 이유는 기원이 같기 때문일 겁니다. 여기서 가장 중요한 핵심은 남성의 귀두와 여성의 클리토리스입니다. 같은 기원에서 호르몬의 영향으로 모양이 달라졌을 뿐입니다.

남성은 대개 섹스를 할 때 귀두에 지속적인 자극을 받으면 사정을 하면서 오르가슴을 느낍니다. 남성은 오르가슴을 원할 때 주로 귀두를 자극합니다. 그렇다면 당연히 여성도 오르가슴을 원할 때 클리토리스를 자극해야 합니다. 남성이 사정을 하려면 귀두에 적절한 속도로 적절한 자극을 줘야 하듯이 여성도 적절한 리듬으로 적절한 자극을 클리토리스에 줘야 합니다. 남성들은 섹스를 할 때 오르가슴에 도달하기 위해 삽입을 하고 본인에게 적절한 속도와 강도로 피스톤 운동을 합니다. 그런데 그때 여성 역시 적절한 속도와 강도로 자극을 받고 있을까요? 삽입 섹스로 피스톤 운동을 할 때 귀두는 남성에게서는 태아 때 사라진 뮬러관에서 발달한 질의 상부 3분의 2에 의해 지속적인 자극을 받습니다. 뮬러관에서 기원한 기관 중 하나가 질의 상부 3분의 2인데 이 부분에는 여성이 자극을 느끼는 감각 신경이 없습니다. 남성은 자신이 원하는 곳에 자극을 받지만 여성은 감각 신경이 없는 뮬러관 기원의 질에 자극을 받을 뿐입니다.

남성과 여성은 전혀 다른 존재가 아니라 호르몬의 작용에 의해 다르게 분화된 인간입니다. 남성이 오르가슴을 느끼기 위해 귀두의 자극이 필요하다면 여성도 귀두와 같은 조직인 클리토리스 자극이 당연히 필요합니다.

참고로, 구글에서 mega clitoris / huge clitoral로 이미지를 검색해보세요! 커다란 클리토리스가 마치 작은 페니스와 흡사하게 보일 겁니다.

싸는 기쁨 vs. 쪼는 기쁨

——— 남성이 섹스에서 느끼는 가장 큰 기쁨은 싸는 기쁨입니다. 정액을 쌀 때 남성은 홍콩에 갔다 왔다고 합니다. 하늘을 나는 기분이기도 하고 머릿속이 백지장이 되는 기분이기도 합니다. 여성도 오르가슴을 느낄 때 남성과 같은 느낌을 받지만 그 강도가 남성보다 더 강하다고 합니다. 그래서 다시 태어난다면 여성으로 태어나서 섹스를 하고 싶다고 말하는 남성 성의학자도 있습니다. 남성과 여성 모두 오르가슴 시 황홀경을 경험합니다. 그걸 경험해야 삶이 더 행복합니다.

여기서 우리가 알아야 하는 몸의 중요한 반응이 있습니다. 바로 사정과 오르가슴을 느끼는 도중에 나타나는 근육 반응입니다.

남성은 사정할 때 회음 근육이 수축하며 정액이 나갑니다. 여성은 오르가슴을 느낄 때 회음 근육과 함께 질과 자궁이 수축을 합니다. 서로의 황홀경 중에 남성과 여성 모두 회음 근육이 수축합니다. 그 수축 반응을 통해 남성은 싸는 기쁨을, 여성은 쪼는 기쁨을 느끼게 됩니다. 이 기쁨은 자연스럽게 느껴지는 것이지만 연습을 통해 강도를 높일 수 있습니다. 그 유명한 케겔 운동이 바로 싸는 기쁨과 쪼는 기쁨을 느끼게 하는 회음 근육 강화 운동입니다. 시간이 날 때마다 연습 운동을 하고, 시간이 안 나더라도 일부러 시간을 내서 운동을 해야 합니다.

남성이 싸는 기쁨을 못 느끼게 되면 어떻게 될까요? 정액이 고환에 차면 고인 물이 썩듯이 전립선암이 잘 생긴다고 합니다. 의대생이었을 때 산부인과 실습에서 남학생들은 정액 검사를 받았습니다. 3일 이상 금욕한 상태에서 검사를 해야 하는 원칙이 있었는데 검사를 받기로 한 날이 실습 상황에 따라 늦춰지면 알아서 배출을 하고 검사를 했습니다. 그런데 한 동기의 검사에서 정자 수가 너무 많아 움직일 수 없을 정도라는 결과가 나왔습니다. 정액에 정자가 너무 가득 차 있다 보니 활동성이 떨어져 불임 판정을 받을 뻔했습니다. 그 동기는 종교적인 믿음으로 자위를 안 하는 것 같았습니다. 그렇다면 몽정이라도 했을 텐데 그것까지 참았던 걸까요? 친구들이 농담 삼아 "믿음도 좋은데 뺄 건 빼자!"라며 웃고 넘겼던 기억이 납니다. 싸는 기쁨은 결코 몸에 해롭지 않습니다. 아낄 이유도 없습니다. 정자의 활동성이 떨어지거나 정자 수가 너무 적은 경우 금욕할 것이 아니라 오히려 섹스나 자위행위를 통해 자주 사정을 하라고 처방해줄 필요도 있습니다. 정액 배출을 자주 할수록 정자의 활동성은 좋아지고, 기형 발생률은 낮아지기 때문입니다.

그럼 여성도 쪼는 기쁨을 자주 느끼면 더 건강해질까요? 남성과 마찬가지로 여성도 제대로 느낄수록 더 건강해집니다. '히스테리'라는 말을 아실 겁니다. 히스테리는 여성의 욕구 불만이 쌓여 지각, 운동에 장애를 일으키고 심하면 실신하거나 기억 상실 등을 일으키는 신경증의 하나입니다. 히스테리의 어원인 히스테리아hysteria는 자궁을 뜻합니다. 수술용어 중 hysterectomy는 히스테리아를 제거ectomy하는 수술, 즉 자궁 적출술을 말합니다. 즉 오늘날 히스테리는 다양한 욕구 불만을 의미하지만 초기에 형성된 뜻은 자궁의 불만으로 인한 정신 증상이었습니다. 쪼는 기쁨을 못 느낀 여성에게서 나타나는 정신과 신체의 문제를 모두 히스테리라고 불렀습니다. 1900년대 이전의 서양 의사들은 히스테리 질환을 앓는 여성을 진료할 때 손이나 바이브레이터로 오르가슴을 느끼게 함으로써 치료했다고 합니다. 하지만 현대에는 그런 치료를 하지 않습니다. 치료할 필요가 없어져서가 아니라 이제는 굳이 의사의 도움이 없더라도 섹스나 자위행위를 통해 스스로 치료할 수 있기 때문일 겁니다. 하지만 스스로 치료가 되지 않는다면 의사와 상담할 것을 권합니다.

여성이 오르가슴을 느낄 때 자궁과 질이 수축하는 것을 근거로 여성의 오르가슴이 임신에 도움이 된다고 설명하기도 하지만 앞에서 설명한 바와 같이 제 생각에는 임신에는 딱히 도움이 되지는 않는 작용입니다. 여성의 오르가슴 때 자궁이 수축하는 것은 남성의 사정 시 정액을 분출시키기 위한 근육의 수축과 같은 작용이라고 보는 것이 더 합당할 겁니다.

기적의 오르가슴

──────── 여성은 섹스에서 오르가슴을 목표로 하지 않는다는 말을 많이 하지만 결국 가장 큰 즐거움은 오르가슴입니다. 신을 믿는 사람이 신이 없다는 말을 받아들이지 못하듯이 오르가슴이 없어도 된다는 여성에게 오르가슴을 느끼게 하는 것은 정말 어렵습니다. 없어도 된다고 생각하는 것이

아니라 그동안 못 느꼈기에 이젠 포기한 상태인 것 같습니다. 잘못된 방식으로 섹스를 했기에 못 느꼈을 가능성이 크다고 저는 생각합니다.

삽입 섹스만으로도 오르가슴에 도달하는 여성은 많지 않지만 어떤 여성들은 가슴 자극만으로 오르가슴을 느끼기도 하고 오랄 섹스나 외음부 자극을 통해 느끼기도 합니다. 또 항문 섹스를 통해 오르가슴을 느끼는 여성도 있습니다. 남성도 마찬가지입니다. 오랜 시간 피스톤 운동을 해야 사정을 하는 남성도 있지만 짧은 운동에도 사정을 하거나 페니스 주변을 만지기만 해도 사정하는 남성이 있습니다.

상담을 해보면 성 흥분 단계에서 조금 더 흥분된 상태를 오르가슴으로 아는 여성들이 있습니다. 제대로 오르가슴을 경험하지 못했기에 이렇게 믿습니다. 남성은 사정을 통해 자신이 오르가슴을 느꼈다는 것을 상대방도 확연히 알 수 있는데 여성은 오르가슴을 느꼈는지 여부를 본인만 알 수 있고, 여성 자신도 오르가슴을 느낀 건지 못 느낀 건지 잘 모르기도 합니다. 여성은 골반 회음 근육이 본인의 의지와 상관없이 수축했는지 여부로 오르가슴 여부를 알 수 있습니다.

남성은 사정 후에 페니스가 둔감해지며 수축을 하는데, 이후 다시 발기하려면 어느 정도의 시간이 필요합니다. 여성도 마찬가지지만 남성에 비하면 극히 짧고 어떤 여성은 불응기 없이 오르가슴을 또 느낄 수 있습니다. 이를 멀티오르가슴이라고 하는데 꼭 느껴야 하는 게 아니므로 못 느낀다고 속상해하지 말고 그저 본인이 멀티오르가슴을 느낄 수 있는지 확인해보는 정도로 만족하면 좋겠습니다. 만일 원시 인류의 남성이 사정 후에도 멀티오르가슴이 가능해서 페니스가 계속 발기되어 있고 피스톤 운동이 가능하다면,

아마 황급히 다른 여성에게 갔을 겁니다. 같은 여성과 또 섹스를 해봤자 정액만 낭비할 뿐이었을 테니까요. 결국 남성은 발기된 페니스가 줄어든 후 불응기가 있었기에 자신의 유전자를 더 퍼트릴 수 있었습니다.

여성도 사정을 하는 경우가 있습니다. 아마 남성에 가까운 여성일 겁니다. 남성의 사정액처럼 전립선 액에 있는 전립선 특이 항원prostatic specific antigen이 있는 경우도 있습니다. 그런가 하면 소변이 섞여 나오는 경우도 있다고 합니다. 제 환자 중에도 섹스하면 가끔 소변이 나온다며 요실금 검사를 원하는 분이 있어서 혹시 사정에 의한 것은 아닌지 확인하고 싶었지만 자위행위를 통해서 나오는 액체를 받아야 하기에 확인은 하지 못했습니다.

영화의 섹스 장면에서는 남녀가 동시에 오르가슴을 느끼는 것처럼 보입니다. 정말 아름다운 장면이 아닐 수 없습니다. 그런데 현실은 어떨까요? 오르가슴이나 사정은 불과 몇 초 사이에 일어납니다. 그 몇 초를 동시에 맞춘다는 것은 기적에 가까운 것입니다. 그 기적을 이루려면 서로 자신의 절정이 다가오고 있다는 것을 알려줘야 합니다. 말로 표현하기 어렵다면 신음이나 호흡으로 자신의 상태를 상대방에게 알려줘야 합니다. 그래야 상대방도 자신의 흥분 상태를 더 끌어올릴 수 있습니다. 그래도 동시 오르가슴은 어렵습니다. 동시에 오르가슴을 못 느낀다고 속궁합이 안 맞는 것은 아닙니다. 남성이 먼저 사정을 했다고 해도 삽입된 페니스를 뺄 필요는 없습니다. 남성이 절정에 도달했음에도 열심히 노력하고 있다는 자체로도 여성은 행복감을 느끼게 되고 오르가슴에도 좀 더 잘 도달할 수 있습니다. 여성이 먼저 오르가슴에 도달했다면 남성은 그때부터 본인이 하고 싶은 방식으로 섹스를 해도 됩니다. 그로 인해 여성은 멀티오르가슴을 경험할지도 모릅니다.

섹스에서의 절대 강자는 여성입니다

─────── 저는 포커를 잘하지 못합니다. 포커는 좋은 패를 가지면 이기지만 나쁜 패일 때도 상대방이 내가 좋은 패를 가졌다고 믿게 하면 이길 수 있습니다. 제가 경험했던 가장 무서운 사람은 나쁜 패를 좋은 패처럼 속여 배팅에 참가하여 몇 번 돈을 따고 나서는, 다신 안 속겠다고 다짐하게 만든 뒤 결국 엄청나게 좋은 패로 눌러버리는 사람이었습니다. 결국 자신이 좋은 패를 가졌는지 나쁜 패를 가졌는지 도통 모르게 하는 사람이 포커의 강자이고 이런 사람을 포커페이스라고 합니다. 저는 좋은 패를 가지면 신나게 배팅해서 상대방이 안 따라오게 하고 나쁜 패를 가지면 얼굴에 고스란히 드러나 돈을 잃습니다. 그래서 이제는 포커를 하지 않습니다.

섹스에서 포커페이스는 거의 절대적으로 여성입니다. 남성은 섹스 욕구가 동하면 페니스가 커져 누구나 다 알 수 있게 드러납니다. 수영장에서 발기하면 물속으로 숨어야 합니다. 그런데 여성은 흥분했는지 아닌지 잘 보이지 않습니다.

포커는 연속된 배팅과 배팅 속에서 결국 마지막 배팅에서 진정한 포커페이스가 이기는 게임입니다. 섹스의 마지막 배팅은 오르가슴일 겁니다. 남성은 사정으로 자신이 오르가슴에 도달했음을 알립니다. 여성이 사정 여부를 모르더라도 발기가 줄어들어 숨길 수가 없습니다. 사정을 하는 여성의 경우는 오르가슴에 도달했음이 드러나지만 사정을 하지 않는 여성은 자신이 오르가슴에 도달했는지 안 했는지 상대방이 모르도록 할 수 있습니다. 여성의 골반 회음 근육 수축, 가쁜 호흡, 교성 등으로 오르가슴에 도달했는지 알 수 있다고 하겠지만 여성은 이런 반응조차 충분히 연기할 수 있습니다.

포커에서 돈을 따는 사람은 포커페이스입니다. 남성은 여성의 포커페이스에 놀아날 수밖에 없습니다. 여성은 오르가슴을 가장할 수 있기에 섹스에서 우위에 있습니다. 남성들은 여성이 오르가슴에 도달한 것을 보면서 자신이 능력 있는 남자라고 생각하게 됩니다. 여성의 오르가슴을 보면서 자신의 섹스에 더 만족하는 남성을 위해 여성들은 적절한 자극을 받지 못했음에도 남성에게 당신이 훌륭했다는 것을 보여주려는 의도로 오르가슴을 느낀 것처럼 가장합니다. 그 연기를 남성은 진정한 오르가슴인지, 오르가슴을 연기한 것인지 웬만해선 알 수 없습니다. 여성은 마음만 먹으면 남성을 속일 수 있습니다. 좋은 분위기를 유지하려고, 남성을 북돋아주기 위해, 빨리 끝내고 싶어서, 남성의 마음을 붙잡아두려고, 그렇게 하는 게 자연스러운 흐름인 것 같아서, 그 외에도 다양한 이유로 여성은 오르가슴에 오른 것처럼 가장합니다. 남성에게 무언가 얻을 것이 있다면 그 남성의 피스톤 운동으로 인해 오르가슴에 도달한 것처럼 연기를 할 겁니다. 남편들은 다른 여성들은 잘 반응하는데 자기 부인만 목석 같다며 본인이 아닌 부인 때문에 부부관계에 문제가 있는 거라고 억지를 부립니다. 부인은 피스톤 운동만으로는 반응이 오지 않아서 오르가슴을 못 느끼는 것이고 남편이 만났던 다른 여성들은 원하는 바가 있어서 오르가슴을 연기했을 수도 있는데 말입니다.

남성은 여성이 진정한 오르가슴을 느꼈는지, 남성을 위해 연기를 해주는 것인지, 원래 불감증이라 오르가슴을 못 느끼는 것인지, 오르가슴을 느꼈는데 내색을 안 하는 것인지 구분하지 못합니다. 여성의 질이 젖어 있으면 남성은 무조건 흥분해서 애액이 나온 거라고 생각하는데, 질염 때문일 수도 있고 배란 시기라 분비물이 많아진 것일 수도 있습니다. 남성이 여성보다 육체적인 힘이 강할 수는 있지만 섹스 상대를 파악하는 데서는 여성이 훨씬 강합니다. 비교할 수 없습니다. 절대적인 강자는 여성입니다.

거짓으로 오르가슴을 연기하는 여성 중에는 자신이 불감증이 있다고 생각하면서 남성을 실망시키지 않기 위해 늘 오르가슴을 가장하는 경우가 있습니다. 여성은 남성의 단순한 피스톤 운동으로는 오르가슴에 도달하기 힘들다는 사실을 명심해야 합니다. 남성이 사정을 할 때까지 열심히 피스톤 운동을 했는데 자신이 오르가슴에 도달하지 못한 것을 두고 자신이 불감증이기 때문이라고 판단하고 자책해서는 안 됩니다. 오르가슴을 가장함으로써 원하는 것을 지킬 수는 있겠지만 자책감 때문에 늘 거짓 오르가슴을 연기한다면 진정한 만족을 얻을 수 없습니다.

섹스 후 잠이 잘 오나요?

———— 비만 치료를 받는 여성들 중 수면이 부족한 분들에게는 잠들기 전이 아닌 잠자고 난 뒤에 섹스를 하라고 조언합니다. 섹스를 통해 오르가슴에 도달하는 것과는 상관없이 수면이 부족한 분들은 섹스의 욕구보다는 수면의 욕구가 더 높기에 가능하면 잠을 자서 피로를 풀고 섹스의 즐거움을 만끽하라는 의미입니다. 또 피곤으로 인해 섹스에 잘 집중하지 못하고 오르가슴에 도달하지 못한 채 흥분이 지속되면 더욱 잠을 못 이루기 때문입니다. 웬만

큼 장시간 잠을 자기 전에는 몸이 피곤하다는 경우를 종종 봅니다.

그런데 당신은 섹스 후에 잠이 잘 드나요? 자고 나면 피로가 풀리나요? 잘 생각해보고 잠들기 전에 섹스를 하는 게 생활 리듬에 맞는지, 잠자고 일어나서 하는 것이 더 잘 맞는지 판단하기 바랍니다. 물론 자기 전에 하고 자고 나서도 해야 한다는 분들은 상관없습니다.

그런데 섹스 후에는 남녀 중 누가 먼저 잠이 들까요? 물론 피곤한 사람이 먼저 잠들 겁니다. 같은 조건이라면 과연 누가 먼저 잠이 들까요? 미국 미시건 대학의 다니엘 크루거Daniel Kruger와 올브라이트 대학의 수잔 휴즈Susan Hughes 교수가 조사한 결과에 따르면 여성이 먼저 잠이 든다고 합니다. 그렇게 된 이유는 선사시대에 남성이 섹스 후 여성을 보호해야 했기 때문이라고 합니다. 그런데 여기서 보호의 의미는 위험한 동물로부터의 보호라기보다는 다른 남성으로부터의 보호입니다. 여성이 다른 남성과 섹스를 하게 되는 것을 막거나, 한 번 더 섹스를 하기 위해서였다는 겁니다. 즉 여성이 먼저 잠이 들어야 안심하고 잠을 잤던 거지요.

하지만 제가 상담한 여성 중 상당수는 섹스 후 남편이 먼저 잔다고 불평을 합니다. 그건 아마도 남편이 많이 피곤했거나 아내를 너무 믿기 때문일 수 있지만, 그보다는 남성만 오르가슴을 느꼈고 여성은 흥분 상태를 유지하고 있어서였을 가능성이 높다고 생각합니다. 아내는 오르가슴을 느끼지 못하고 아직 혈액이 빠져나가지 않아 유쾌하지 않은 기분이 지속되고 있는데 남편이 혼자 사정하고 나서 아무런 배려도 없이 자버린다면 서운한 마음이 드는 게 당연할 겁니다.

흥분이 해소되지 않아 생기는 부작용

─────── 여성의 경우 오르가슴에 도달하고 10분 정도가 지나면 클리토리스에 몰렸던 혈액이 빠져나가 흥분 전과 같은 상태로 돌아갑니다. 물론 오르가슴에 도달하지 않고 성 자극이 유지되지 않아도 혈액은 빠져나갑니다.

남성들은 사정 후에도 발기가 유지되어 여성을 더 만족시킬 수 있기를 바랍니다. 하지만 발기 지속이 좋은 것만은 아닙니다. 가끔 발기된 페니스로 인한 통증을 호소하며 응급실에 오는 남성들이 있습니다. 페니스가 발기된 상태로 30분이 지나면 혈액순환 장애로 인한 과도한 충혈로 통증이 유발됩니다. 이 상태로 시간이 지나면 조직이 썩는 괴사도 일어날 수 있습니다. 이런 경우 응급으로 페니스의 피를 빼거나 발기를 줄이는 주사를 맞습니다. 발기가 지속되었을 때의 고통은 말할 수 없을 정도라고 합니다.

그와 비슷하게 충혈된 고통을 느끼는 여성들도 있습니다. 클리토리스와 골반에 몰려있던 혈액이 오랫동안 유지되면 잠이 오지 않고 짜증이 날 수 있습니다. 오르가슴을 통해 자연스럽게 빠져나가지 못하고 어쩔 수 없이 혈액이 빠져나가게 된다면 시간도 오래 걸리고 불쾌한 기분이 들 수 있습니다. 마치 맛있는 냄새를 맡고 음식을 맛보고 있는데 더 이상 못 씹고 뱉게 하는 것과 같습니다. 인간이 음식의 맛만 보고 삼키지 못하면 죽게 되는 것처럼 섹스에서도 오르가슴을 못 느낀 채 억지로 흥분을 가라앉히는 일이 반복된다면 삶이 점점 황폐해질 겁니다. 여성이 그런 상태인 것은 아닌지 확인해야 합니다. 당신의 섹스 파트너는 이미 섹스를 통한 오르가슴을 포기했는지도 모릅니다.

만일 남성들에게 발기된 상태로 피스톤 운동을 하다가 사정이 임박했을 때 피스톤 운동을 더 이상 못하게 하고 사정을 막는다면 어떻게 될까요? 그런 상황은 상상도 하기 싫을 겁니다. 기원전 411년 아리스토파네스는 희곡 『뤼시스트라테』에서 전쟁을 막기 위해 섹스를 거부하는 여성들의 요구를 남성들이 수용할 수밖에 없었다고 썼습니다. 최근에도 지구촌 여러 곳의 여성들이 섹스 파업으로 남성들에게 자신들의 주장을 펼치고 있습니다. 섹스를 하지 못하는 것도 미칠 노릇이지만 섹스 도중에 피스톤 운동을 멈추게 한다면 남성들의 불만은 전쟁을 일으키고도 남을 겁니다. 그런데 그런 상황을 여성들은 종종 경험한다고 생각해보십시오. 그런 상황이 지속되면 욕구불만이 장애를 넘어 병으로 진행될 것이고 섹스 혐오까지 이어질 수 있습니다. 이는 남성이 사정을 하더라도 오르가슴에 도달하지 못한 여성을 위해 후희를 해야 하는 이유입니다.

섹스의 끝이 사정이라고 생각하는 남성은 사정을 하면 피스톤 운동을 중지합니다. 하지만 사정 후 바로 페니스가 줄어드는 것은 아닙니다. 개인차이가 있지만 사정 후에도 피스톤 운동이 가능할 정도로 유지가 됩니다. 임신을 피하기 위해 질외사정을 하는 경우는 안 되겠지만 임신과 상관이 없다면 여성이 오르가슴에 도달하지 않은 경우 사정 후에도 피스톤 운동을 해도 됩니다. 이 책의 앞부분을 열심히 읽은 분이라면 사정 후에 피스톤 운동을 하면 질 안의 정액을 밖으로 빼내게 되는 것은 아닌지 걱정할 수도 있을 겁니다. 하지만 사정 후엔 페니스 체부가 감소하기 전에 귀두가 먼저 줄어들어 본인의 정액을 빼내게 하지는 않으니 마음 편하게 피스톤 운동을 해도 됩니다. 그런데 이때 더 집중해야 하는 것은 여성의 오르가슴입니다. 지스팟 오르가슴을 느끼는 여성이라면 피스톤 운동을 지속하고, 클리토리스 오르가슴이 필요한 여성이라면 삽입 상태에서 치골로 여성의 클리토리스를 문질러 직접 자극을 주는 것이 좋습니다. 사실 피스톤 운동보다 문지르는 행위가 여성을 오르가슴에 더 잘 도달하게 도와줍니다. 사정 후 피스톤 운동을 하기 싫거나 페니스가 많이 수축해 삽입 상태를 유지하기 힘든 경우에는 손으로 하면 됩니다. 이때는 여성이 충분히 흥분한 상태이기 때문에 강하게 자극하는 것이 도움이 됩니다. 손가락을 질에 넣고 손바닥 두덩은 클리토리스에 얹은 채 외음부 전체를 문질러도 되고, 손가락 두세 개를 이용해 빠르게 버튼을 누르듯 지스팟을 자극해도 됩니다. 물론 클리토리스에 집중해도 됩니다. 여성이 오르가슴에 오르는 데 효과적이라면 어떤 방법이든 좋습니다. 둘만의 방법을 찾기 바랍니다.

또는 따뜻한 포옹이나 어루만짐으로 사랑의 감정을 전달한다면 여성은 안정된 느낌으로 섹스를 마칠 수 있습니다. 남성만 사정하고 섹스가 끝난 것처럼 여기는 일방적인 섹스는 하지 마십시오.

오르가슴 장애 치료의 시작

─────── 남성은 대개 섹스를 통해 여성에게 오르가슴을 선사해야 한다는 강박이 있습니다. 이 강박이 도를 넘어서면 서로에게 스트레스를 주게 됩니다. 오르가슴을 못 느끼게 했다면 남성은 무엇을 잘못하고 있는지 반성하거나 결국 여성 탓을 하기도 합니다. 하지만 여성들은 꼭 오르가슴을 느

껴야 한다고 생각하지 않습니다. 그러니 남성들은 좀 더 편하게 섹스를 하는 것이 좋습니다. 오르가슴을 못 느끼게 했다고 해서 즐겁지 않았을 거라고 생각해서는 안 됩니다. 그저 삽입만으로도 서로의 관계가 더 좋아졌을 수 있습니다. 남성도 페니스가 발기될 때마다 사정을 하지는 않습니다. 그냥 시간이 지나 줄어드는 경우가 더 많습니다. 발기가 될 때마다 사정하지는 않는 페니스처럼 삽입 섹스를 할 때마다 여성에게 오르가슴을 선사할 수는 없다는 편한 마음을 가지는 것이 도움이 됩니다. 그렇게 편한 마음을 가질 때 손이나 입을 비롯한 몸을 충분히 이용할 수 있는 여유가 생깁니다. 피스톤 운동을 통해 남성이 받는 황홀한 자극은 클리토리스가 받는 자극보다 훨씬 많기에 당연히 여성의 오르가슴 전에 사정할 가능성이 큽니다. 당연한 과정을 억지로 연장하려니 강박증까지 진행되고 오히려 섹스를 두려워하게 됩니다. 또한 오르가슴을 선사하지 못했다는 자책을 반복적으로 표현하면 여성의 섹스에 대한 실망감이 증가합니다. 섹스는 남성의 만족만을 위한 시간이 아닙니다. 남성이 여성에게 오르가슴을 선사해야 섹스를 잘했다는 평가를 내린다는 것 자체가 섹스의 중심에서 여성을 빼버렸다는 것입니다.

오르가슴 장애는 남성보다는 여성에게 많습니다. 섹스클리닉에서는 기본적으로 오르가슴 장애 치료를 위해 편안한 분위기에서 오르가슴에 도달해야 한다는 강박적인 생각 없이 자신이 자극 받고 싶은 곳을 상대방에게 말로 표현해 충분한 전희를 즐기고, 피스톤 운동을 할 때 애액이 부족하면 윤활제를 사용하라는 등의 조언을 해줍니다. 이 방법으로 오르가슴 장애가 치료되면 좋겠습니다. 하지만 해결이 안 된다면 이 책의 내용을 통해 섹스에 대한 개념을 바꾸고, 단순한 피스톤 운동으로 오르가슴에 도달하는 여성들이 오히려 남성의 조루와 같은 경우일 수 있다고 생각하면서 클리토리스에 직접 자극을 줄 수 있는 체위와 적절한 자극으로 오르가슴에 도달하도록 노력하면 좋겠습니다. 그렇게 하면 강박증에서 벗어나 좀 더 편안하게 섹스에 임할 수 있을 겁니다.

섹스의 시작과 끝은 언제일까요?

──────── "한참 동안 별짓을 다 했지만 결국 아무것도 못했다"고 말하는 사람들이 있습니다. 발기가 되지 않아 섹스를 하지 못했다는 의미입니다. 이렇게 말하는 사람을 포함해 대다수는 남성의 페니스가 여성의 질에 삽입이 돼야 섹스를 한 거라고 생각합니다. 그러니 발기가 되지 않는 남성은 섹스를 못한다고 생각하고, 비아그라와 같은 발기 치료제가 불티나게 팔립니다. 평소에는 발기가 잘 되다가도 술을 먹으면 발기가 안 되는 남성들도 있습니다. 술을 먹으면 성욕이 높아져 섹스를 하고 싶은데 발기가 안 되니 갖은 노력을 하다가 결국 포기하게 됩니다. 그야말로 미칠 것 같은 상황입니다.

섹스의 본격적인 시작이 삽입 후 피스톤 운동을 시작했을 때라고 생각한다면 섹스의 끝은 언제라고 생각하나요? 남성은 사정을 해야 섹스가 끝난다고 생각하기에 지루인 남성은 자신이 사정할 때까지 여성을 괴롭힙니다. 여성들도 남성이 사정에 임박하면 섹스가 끝나가고 있다고 생각합니다. 그래서인지 많은 남성들이 사정을 하자마자 섹스를 끝내려고 합니다. 휴지로 마무리하고 누워 잠을 청하거나 바로 샤워실로 가버립니다. 하지만 절대적으로 많은 여성들은 오르가슴에 도달한 후에도 남성의 피스톤 운동을 받아줍니다. 본인이 오르가슴에 도달할 것 같지 않을 때에도 남성이 사정을 할 때까지 노력을 해줍니다. 남성들도 당연히 그렇게 해야 합니다.

둘이 모두 오르가슴을 느꼈을 때가 섹스의 끝이면 좋겠습니다. 하지만 현실은 그렇지 않습니다. 발기가 지속되지 않아 사정을 하지 못하고 끝나는 경우도 있습니다. 지루인 남성은 사정을 못했지만 여성은 오르가슴을 느꼈을 수도 있습니다. 그렇다고 섹스를 하지 않은 것은 아닙니다. 또 남성의 피스톤 운동이 있어야만 섹스를 한 것이라는 생각도 거꾸로 돌아볼 필요가 있습니다. 피곤한 남편을 위해, 혹은 아내를 위해 한쪽이 오랄 섹스만 해줄 수도 있습니다. 오르가슴이나 사정은 없었지만 애정을 가득 담은 키스를 하고 서로를 충분히 애무했다면 그 역시 훌륭한 섹스일 수 있습니다. "한참 동안 별짓을 다 했지만 결국 아무것도 못했다"는 말에서 '아무것'은 삽입 섹스를 의미하겠지만 '별짓'은 무엇이었을까요? 그 별짓 역시 훌륭한 섹스였을 수 있습니다.

이렇게 보면 너무 하고 싶은데 남성이 발기부전 증상이 있거나 술을 마셔 발기가 되지 않은 경우에도 섹스를 할 수 없는 것이 아니라고 생각할 수 있습니다. 삽입하지 않은 상태로 강하게 밀착하여 서로의 성기를 지속적으로 비비는 것만으로도 여성은 오르가슴에 오를 수 있습니다. 반드시 사정을 해야겠다는 생각에서 벗어나 편한 마음으로 접근하십시오. 남성 역시 여성이 만족하는 모습을 보는 것만으로도 본인이 사정하지 못한 아쉬움을 달랠 수 있습니다. 남성의 발기는 삽입을 위해 필요한 반응일 뿐 섹스를 위해 반드시 필요한 조건은 아닙니다. 섹스는 남성만의 일방통행이 아니기 때문입니다.

매번 둘 다 오르가슴을 느낄 수는 없다는 것을 당연하게 받아들이면 모든 상황이 자연스러워집니다. 이처럼 얽매이지 않는 섹스는 서로를 정서적으로 더 강하게 연결해주고 다음 섹스를 기대하게 만듭니다. 다음에는 더 만족스러운 섹스를 할 수 있을 겁니다.

다이어트와 성 만족도

비만으로 인해 당뇨, 고혈압, 고지혈증, 심혈관 질환, 관절염 등의 문제가 발생할 수 있습니다. 그래서 비만인 사람들이 체중 감량을 위한 다이어트에 많은 열정을 쏟습니다. 그런데 질병뿐만 아니라 미용적인 문제, 정신적인 문제로 비만클리닉을 이용하는 사람도 많습니다. 의학적인 질병 측면에서는 비만의 영향이 많은 관심을 받아왔는데 사회에서뿐만 아니라 의학 분야에서도 비만과 관련되어 언급이 잘 되지 않는 부분이 바로 섹스 문제입니다. 여성의 비만과 섹스에 어떤 관계가 있는지 알아보기 위해 대한비만체형학회는 여성 성기능 지수 설문지를 통해 비만이 성생활에 미치는 영향을 조사한 적이 있습니다. 설문 문항을 통해 여성의 성기능 지수 Female Sexual Function Index(FSFI) score를 알 수 있고, 세부 항목으로 성욕, 성 흥분, 분비물, 오르가슴, 성 만족도, 성교 통증 등을 비교할 수 있었습니다.

　성 만족도를 파악할 수 있는 전체 점수는 체질량 지수BMI가 23 이상인 비만 여성이 23 미만인 여성보다 낮았습니다. 세부 항목에서는 성교 통증을 제외한 성욕, 성 흥분, 분비물, 오르가슴, 성 만족도의 다섯 항목에서 비만인 여성이 더 만족하지 못하고 있다는 결과가 나왔습니다. 전체적으로 비만과 여성 성기능 지수는 음의 상관관계를 나타내고 있습니다. 결국 비만인 여성은 질병의 위험도 높지만 성

만족도 측면에서도 더 불만족스런 삶을 살아가는 것으로 보입니다.

이탈리아 네이플 선 대학의 에스포지토Esposito가 「국제 임포텐스 리서치 International Journal of Impotence Research」에 발표한 논문에서도 비슷한 결과를 보입니다. 비만도가 높을수록 여성의 성기능 장애가 더 많으며, 특히 성 흥분, 분비물, 오르가슴, 성 만족도가 떨어지는 것으로 나타났습니다. 또한 대사 증후군을 앓는 여성도 성 만족도가 줄어든 것으로 보고했습니다.

비만 여성의 성기능 지수가 낮은 이유는 비만으로 인한 육체적 불편함이 성생활을 방해할 수 있고, 또한 신체에 대한 자신감이 떨어짐으로 인한 정서적인 문제도 관여하는 것으로 여겨집니다. 그럼 비만을 치료하면 성 만족도가 좋아질까요? 오스트리아의 요한Johann이 「비만 수술지Obesity Surgery」에 발표한 논문에 따르면 위의 용적을 줄이는 위 밴드 수술 후 체중 감소에 성공한 사람들의 성 만족도가 개선되었다고 합니다. 저도 비만 치료와 성 상담을 함께 하는 경우가 종종 있는데, 체중 감량에 성공한 여성들은 이전보다 성생활에 더 자신 있어 보이고, 실제로 더 즐거워졌다고 하는 분들이 많습니다.

다이어트를 포기하고 싶은 분이 있다면 다이어트에 성공하면 성 만족도가 증가할 수 있다는 것을 생각하면서 좀 더 힘을 낼 수 있다면 좋겠습니다. 건강하고 더 행복한 삶을 위해 포기하지 말기 바랍니다.

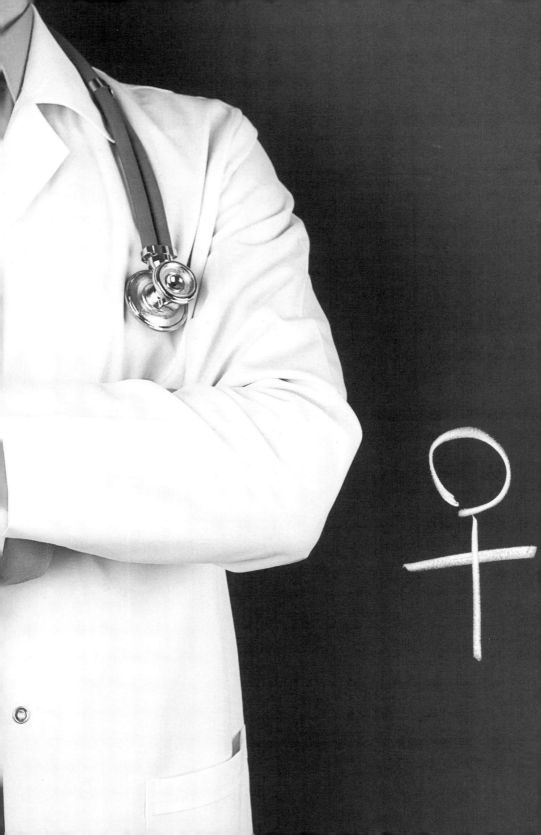

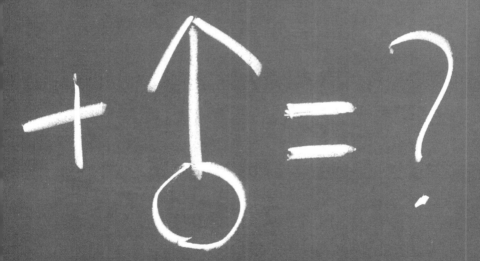

7

힘든 섹스는
이제 그만!

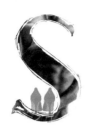

섹스를 받아들일 수 없는 고통

———— 30대 중반의 여성이 자궁암 검사를 위해 찾아왔습니다. 질경을 넣고 검사를 하려고 했는데 온몸에 힘을 주면서 질 입구를 좁히고 있어서 도저히 넣을 수가 없었습니다. 심리적 원인이 있겠다는 판단이 들어 검사를 중단하고 상담을 시작했습니다. 망설이던 그녀는 중학생 때 친오빠에게 성폭행을 당했던 고통을 털어놓았습니다. 밤에 잠을 자는데 오빠가 들어와 가슴을 만지고 속옷을 벗겼다고 합니다. 그녀는 어떻게 해야 할지 몰라 그저 가만히 있을 수밖에 없었고 너무 아팠던 기억이 생생하다고 했습니다. 성폭행은 이후로 계속되었고 그녀에게는 너무 큰 고통이었지만 누구에게도 말을 할 수가 없었습니다. 고등학생 때 집에 놀러온 오빠 친구에게마저 성폭행을 당한 그녀는 졸업 후 집을 나왔고, 다시는 오빠를 만나지 않았습니다.

그 이후 사랑하는 사람이 생겨 섹스를 하려고 했지만 삽입 섹스를 할 수가 없었다고 합니다. 둘은 처음이라 실패했다고 생각했지만 그 뒤로 아무리 노력해도 그녀는 통증을 참지 못했고, 이를 이해하지 못한 남자친구는 결국 그녀의 곁을 떠났습니다. 성폭행이 섹스를 고통으로 받아들이게 했고, 성인이 된 뒤에도 섹스를 받아들일 수가 없었던 겁니다.

안타까운 사연을 들은 후 다시 검사를 시도했습니다. 질경 대신 쇠 젓가락 굵기의 작은 헤가수술 기구의 일종를 보여주면서 질이 느낄 수도 없는 크기임을 확인시켜주었습니다. 그러자 다행히 작은 헤가를 질 안으로 삽입할 수 있었고, 이후 좀 더 굵은 헤가를 보여주고 넣을 수 있었습니다. 그녀는 너무도 떨고 있었고 겁을 먹고 있었지만 작은 것부터 시작해서 결국 중간 굵기의 헤가를 넣는 데까지 성공할 수 있었습니다. 일주일 뒤 다시 내원하여 손가락 두께의 헤가를 넣을 수 있었고, 한 달 뒤에 질경을 넣는 데 성공할 수 있었습니다.

질을 벌리는 데 사용하는 질경은 불편하지만 아파서 못 넣을 정도로 크지 않습니다. 또한 다양한 크기의 질경이 있어서 질 입구가 좁아도 삽입을

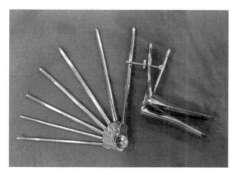

| 헤가와 질경 | 수술 기구의 일종인 헤가와 질을 벌리는 데 사용하는 질경

할 수 있습니다. 이 환자의 경우 가장 작은 질경도 삽입하지 못할 정도로 위축되어 있었지만 결국 자궁암 검사를 할 수 있었고 질 초음파로 자궁과 난소 검사까지 할 수 있었습니다. 그녀에게 다음에 삽입 섹스를 시도할 때는 윤활제를 먼저 바르라는 조언을 했고 만일 실패한다면 다시 오시라고 했습니다. 그 이후에 다시 오지 않았기에 '성공했으니 안 오는 거야!'라고 생각하고 있습니다.

질 경련이라는 질병이 있습니다. 삽입 시 불편한 정도가 아니라 질이 이상 수축을 일으켜 삽입이 불가능한 질환입니다. 질 경련 치료 또한 이 환자와 같은 방식으로 하는데 시간이 훨씬 더 걸립니다. 필요한 경우 약물 요법도 병행합니다. 이 환자는 질 경련은 아니었기에 쉽게 극복된 것입니다.

여성의 경우 처음 성관계는 대개 고통을 동반하지만 시간이 지나면서 긴장을 풀고 이완과 수축을 조절할 줄 알게 되면서 통증은 거의 사라집니다. 그런데 사라졌던 통증이 다시 생기는 경우가 있습니다. 남자는 잘 이해하지 못하는 이야기입니다.

상담을 통해 이야기를 들으면 하고 싶지 않을 때도 어쩔 수 없이 삽입 섹스를 하다 보니 결국 섹스를 멀리하게 된 여성이 많습니다. 마음이 섹스를 하고 싶지 않다면 질 또한 섹스를 하고 싶지 않습니다. 그런데 남자는 여자의 마음도 모르고 그저 삽입만 하고 싶어합니다. 결국 강제로 삽입을 하니 질이 아프고 그 통증으로 인해 마음은 더 싫어지게 됩니다. 이런 경험들이 축적되어 40~50대가 되면 섹스에 관심이 없다고 말하게 됩니다. 아팠던 기억이 더 많기 때문입니다. 자신에게는 섹스가 재미없고 아프기만 한 것으로 세뇌되어 있습니다. 부부이기에 어쩔 수 없이 통증을 감수하면서 하다가 '정말 섹스가 싫다'고 생각하게 됩니다. 섹스가 싫어지고 싫어진 섹스를 원하는 남편도 싫어지는 악순환이 일어나는 것입니다. 전쟁, 사고, 화재 등 엄청난 정신적 충격으로 삶이 황폐해질 수 있지만 지속적인 충격으로 삶이 점차 망가지기도 합니다.

성폭행을 당하면 질 입구의 아래쪽으로 상처가 생깁니다. 강제 삽입이므로 애액이 없을 수밖에 없는 상태에서 행해진 피스톤 운동으로 생긴 상처입니다. 여자는 마음이 없는데 남자만 좋자고 하는 섹스가 성폭행입니다. 부부나 애인 사이에도 마음이 동하지 않은 상태에서 억지로 삽입을 하면 질 입구에 상처가 생기게 됩니다. 성폭행과 크게 다르지 않습니다. 여성은 아파서 다음날 산부인과에 진료를 받으러 갑니다. "많이 아팠을 텐데 왜 참으셨어요?"라고 물어보면 그저 참아야 되는 줄 알았다고 합니다.

시원한 우물물을 맞이하는 마중물처럼

───── 성교통의 원인으로는 질 분비물 감소로 인해 삽입이 통증을 유발하는 경우가 제일 많습니다. 그로 인해 섹스가 싫어지고 남편도 싫어지지만, 오늘은 섹스가 싫다고 할 수 있어도 매번 싫다고 할 수는 없는 사이가 부부입니다. 이렇게 싫어진 섹스로 인한 질의 통증을 완화시키는 아주 쉬운 방법이 있습니다.

어릴 적 뒷마당에는 지하수를 퍼 올리는 수동 펌프가 있었습니다. 어른들은 수동 펌프의 손잡이를 위아래로 흔들어 지하수를 퍼 올렸습니다. 어른들의 펌프질을 보면서 부러워했던 저는 무더운 한여름 낮에 드디어 직접 할 수 있는 기회를 잡았습니다. 목이 말라 물을 먹고 싶었는데 주변에 아무도 없었기 때문입니다. 저는 목마름을 해결하기 위해 열심히 펌프의 손잡이를 움직였습니다. 한 번, 두 번, 세 번, 네 번, 몇 번이고 펌프질을 했지만 시원한 지하수는 나오지 않았고, 저는 지쳐만 갔습니다. 힘에 부쳐서 곰곰이 생각을 했습니다. 어른들은 힘을 줘서 빨리 했던 것 같았습니다. 그래서 저는 힘을 비축하고 어린 나이에도 불구하고 거의 빛의 속도로 열심히 펌프질을 했습니다. 하지만 아무리 펌프질을 해도 지하수는 나오지 않았습니다. 정말 울고 싶었습니다. 그때 한 어른이 와서 옆에 있던 그릇의 물을 펌프에 부었습니다. 그러고는 몇 차례 펌프질을 하자 시원한 물이 나왔습니다. 그깟 물이 무엇이기에 그렇게 열심히 노력해도 안 나오던 지하수가 저렇게 쉽게 나오는 건지 저는 이해할 수 없었습니다. 어쨌든 지쳐 있던 저는 아주 쉽게 시원한 물을 마실 수 있었습니다.

펌프질을 할 때 왜 물을 부어야 했을까요? 펌프질로 발생한 음압을 이용해 지하수를 올리려 해도 지하수와 펌프 사이의 공간으로 공기가 새어나갑니다. 물을 부어 그 공간을 채우고 펌프질을 하면 지하수는 쉽게 올라오게 됩니다. 그렇게 사용하는 물을 '마중물'이라고 합니다. '손님을 마중하듯이 지하수를 마중한다'는 뜻일 겁니다. 아무리 열심히 펌프질을 해도 안 나오던 지하수가 물 한 그릇에 아주 쉽게 올라오던 모습은 경이로움 그 자체였습니다. 어느새 온 동네에 수도가 들어왔고 그 수동 펌프는 이제 기억 속에만 남아 있습니다.

애액이 나오지 않은 질에 가해지는 강력한 피스톤 운동은 마중물이 없는 펌프질과도 같습니다. 아이는 마중물이 없는 펌프에 최선을 다해 열심히 펌프질을 하지만 지하수는 안 나옵니다. 아이는 지쳐가고 펌프의 고무에는 상처만 남습니다. 애액이 없는 메마른 질에 열심히 아주 열심히 펌프질을 하면 남성은 지쳐가고 여성의 질에는 상처만 남게 됩니다. 그럴 때마다 여성들은 속으로 '빨리 끝나라! 빨리 끝나라!'고 기도를 하고, 다음 날에는 가렵거나, 아프거나, 소변보는 데 불편하다며 병원에 갑니다. 남성도 섹스 후 가렵다고 합니다. 서로 상대방이 외도해서 성병에 걸린 것은 아닌지 의심하기도 합니다.

애액이 부족한 질에 사용해야 하는 것이 윤활제, 섹스용 젤리입니다. 젤리를 바르고 삽입을 하면 통증이 없고 그 뒤로 흥분이 가속되면 섹스를 즐겁게 끝낼 수 있습니다. 애액이 있는 상태에서 삽입했더라도 피스톤 운동 도중에 여러 가지 이유로 애액이 감소해서 마찰이 생기면 통증을 일으킵니다. 삽입할 때 충분했던 젤리도 피스톤 운동이 지속되면 말라버릴 수 있습니다. 그런 경우 다시 젤리를 바르고 하면 됩니다. 한 번의 마중물로 펌프질이 성공할 수 있지만 실패하면 또다시 마중물을 붓고 하면 되는 것과 같습니다.

성교통을 호소했던 한 여성은 젤리를 써도 여전히 아프다고 했습니다. 외음부를 자세히 보니 소음순 아래 질 전정 부분의 색깔이 양쪽이 다르게 변해 있었습니다. 좀 더 붉게 변해 있는 부위를 건드리면 통증을 호소했습니다. 전정부 염증으로 잘 관찰하지 않으면 발견되지 않는 질병이었습니다. 그 환자는 여러 병원에서 젤리를 쓰라는 말만 들었다고 하더군요. 일단 염증을 가라앉히는 연고와 항생제를 처방하고, 그곳을 자극하지 않는 섹스 체위를 설명해주었습니다. 그래도 통증이 지속된다면 수술로 아픈 부위를 제거해야 합니다.

밥을 먹을 때 입에 침이 나오지 않아 마르면 물이나 국물을 마셔 입안에 침을 고이게 합니다. 음식물의 자극을 혀와 입안의 점막이 불편하게 느끼지 않게 도와주는 것이 침인데, 침이 없는 짧은 순간을 극복하는 방법이 물이나 국물로 자극을 주는 것입니다. 물이 침의 역할을 대신해 좀 더 편하게 삼킬 수 있고, 또한 침이 더 나오게 하는 작용도 합니다. 삽입 섹스에서 통증이 있으면 마중물이나 마시는 물을 생각해보고, 여전히 성교통이 있으면 너무 참지 말고 병원에서 검사를 받기 바랍니다.

윤활제, 취향이 아닌 필수품

———— 제 진료 책상에는 윤활제가 있습니다. 상담 중에 절대 다수가 필요로 하기 때문에 늘 책상에 놓고 설명을 합니다. 우선 섹스 통증을 호소하는 분들께 추천합니다. 다음으로 서로의 섹스 욕구가 잘 안 맞을 때, 즉 본인은 별로 원하지 않는데 상대방이 원하면 참지 말고 사용하라고 권유합니다. 그리고 평소에도 사용해보라고 합니다. 많은 분들이 처음 권할 때는 그런 건 필요 없다며 거절합니다. 하지만 본인의 문제에 대한 조언을 듣고자 찾아온 분들이니 잘 설명하면 마음을 열기도 합니다. 처음엔 주저했던 분들도 사용해보면 꾸준히 구매하게 되는데, 많은 분들이 알았다고 대답하고는 사용을 안 합니다. 두려움 때문인지, 부끄러움 때문인지 많은 경우 그냥 그대로 지내면서 불편해합니다. 하지만 통증을 느끼는 채로 방치하면 결국 섹스

를 싫어하게 됩니다. 음식의 간을 맞추기 위해 소금을 사용하듯이 윤활제는 섹스의 맛을 살리기 위해 사용하는 소금과 같은 존재라고 생각하면 좋겠습니다.

윤활제로 질 세정제를 사용하기도 하지만 빨리 건조해지므로 가능하면 섹스용 젤리를 더 추천합니다. 우리나라에는 섹스용 젤리로 인정한 제품이 아직 없지만 섹스용 젤리로 사용할 수 있는 제품들이 있습니다. 섹스용 젤리로는 허가를 못 받고 여성 질 청결제로 허가받은 제품들입니다. 청결제가 제대로 윤활 작용을 할까 싶겠지만 허가를 그렇게 받았을 뿐 윤활제와 같은 역할을 합니다.

어떤 분들은 윤활제가 질로 들어가도 되냐고 걱정하는데 질 세정제로 허가받았다는 사실을 기억하면 걱정할 필요가 없다는 것을 알 수 있습니다. 피스톤 운동은 질에 들어간 젤리를 다시 밖으로 나오게 하는 역할을 한다는 것을 기억하면 마음이 더 편해질 겁니다. 본인의 질에 바르는 것이 싫다면 남성의 페니스에 발라도 됩니다. 또 남성에게 직접 발라달라고 하면 정말 좋아할 겁니다.

오랄 섹스를 하다가 섹스용 젤리를 먹게 될 수도 있는데, 일부러 먹을 필요는 없지만 오랄 섹스를 하다가 먹게 되는 양은 문제없을 것 같습니다. 어르신들 중에는 젤리 대신 들기름을 바르는 분들이 있는데, 들기름은 맛있는 요리를 만드는 데 사용하고 섹스에는 젤리를 사용할 것을 추천하고 싶습니다.

특히 노년기에는 윤활제가 필수입니다. 나이가 들수록 분비물이 적어져 여성의 성기에 자극을 줬을 때 통증을 느끼는 경우가 많아지기 때문입니다. 아프면 성적 흥분은 고사하고 남편이 옆에 오는 것조차 겁이 나게 됩니다.

이때 젤리를 성기에 바르고 부드럽게 만지게 하면 됩니다. 또한 젤리 중에는 바르고 문지르면 따뜻한 열감이 나게 하는 제품도 있어 혈액 순환에도 도움이 됩니다. 제발 아픈 것을 참지 않길 바랍니다. 제대로 된 윤활제는 선택이라기보다는 필수품입니다. 삶의 필수품을 잘 사용한다면 행복한 시간이 아직 많이 남아 있다는 것을 알게 될 겁니다.

삽입 섹스가 힘든 여러 가지 이유

───── 흔히 말하는 성교통과는 다른 이유로 아파서 섹스를 못하는 분이 내원하셨습니다. 그분은 상대가 깊이 삽입했을 때나 오르가슴을 느낄 때 아프다고 했습니다. 또 출산 전부터 생리통이 심했는데, 제왕절개를 두 번한 이후 생리통이 더 심해졌다고 했습니다. 겉으로 보기엔 이상이 없어서 초음파를 봤더니 난소에 혹이 있었고 그 혹을 누르면 통증을 호소했습니다. 또한 난소 혹 주위에 유착이 있는 것으로 보였습니다.

자궁내막증이라는 여성 질환이 있습니다. 자궁내막이 자궁 내에 있지 않고 난소나 복강 내에 퍼져 있는 질병으로, 생리통이 심하고 난소 주변에 유착이 심해질 수 있으며 이로 인해 통증이 생길 수 있습니다. 위 환자는 자궁내막증으로 아팠던 것이고 제왕절개 이후 유착이 더 심해진 것으로 생각됩니다. 결국 복강경 수술을 권했습니다. 많은 분들이 큰 병이 의심되지 않는 상황에서는 그대로 지냅니다. 섹스할 때 아픈 것 정도는 병과는 상관이 없다고 생각하기에 병원을 찾지 않고 참는 분이 많습니다. 하지만 이상이 있으면 병원에 가서 검사를 받아보고 적절한 치료를 받는 게 좋습니다. 병이 있다면 고치고 섹스 문제도 해결할 수 있습니다.

한 환자분이 남편과 관계 후 아파서 병원에 왔습니다. 남편에겐 차마 말을 못하겠다고 합니다. 주로 남성상위를 하는데 남편이 깊게 삽입하면 아파서 하기 싫다고 합니다. 여러 가지 체위를 사진으로 보여주고 여성상위를 적극 추천했습니다. 여성상위에서는 여성이 삽입 정도와 시간을 조절할 수 있기에 본인이 아픈 곳을 피할 수 있습니다. 상담 후 다시 오셨는데 아프지 않게 할 수 있었다며 좋아했습니다. 앞으로는 남편과의 대화를 통해 섹스 스타일에 변화를 주면 좋겠다고 조언했지만 사실 큰 기대를 하고 말하지는 않습니다. 대부분 말 못하고 그냥 지내기 때문입니다.

20년 전에 이쁜이 수술을 한 여성 환자가 있습니다. 그분의 질을 보면 입구를 너무 좁혀놨다는 것을 알 수 있습니다. 그분은 이제 폐경이 된 지 10년 가까이 됩니다. 언젠가부터 섹스는 억지로 하는 것이 되었고 할 때마다 통증으로 다음날 병원에 옵니다. 하루는 다른 때보다 더 짜증이 섞인 얼굴로 "남편이 물건에 링을 박고 와서 억지로 했다"고 털어놓았습니다. 질이 퉁퉁 부을 만큼 아파 결국 그만 두게 했고, 감정 섞인 말을 내뱉고 말았답니다. 남편은 샤워실에 가서 칼로 피부를 찢어 링을 직접 뺐고, 피가 많이 났는데 밤이라 집에서 그냥 지혈을 했다고 합니다. 이 무슨 호러 영화 같은 상황인지 모르겠습니다. 그분은 "무엇이 아내를 위하는 것인지 남자들은 정말 너무 모른다"고 질색했습니다. 아마 남편은 아내를 위해 링을 박았을 겁니다. 그걸 알아주기는커녕 질책을 하니 남편은 미안함과 수치심, 분노를 느꼈겠지요. 아내 역시 남편을 위해 질 입구를 조이는 수술까지 받았겠지만 이제 그

것이 서로에게 좋지 않은 영향을 주게 되었습니다. 이런 상황이 주변에 너무 많습니다. 두 분이 섹스에 대한 서로의 의견에 귀를 기울인다면 더 행복하게 살 수 있을 겁니다. 수술이 필요한 경우엔 도움이 되겠지만, 서로가 원하는 바를 잘못 이해하면 돌이키기 힘든 결과를 얻게 됩니다. 제 친구도 이제는 링을 빼달라고 합니다. 새로 사귄 여자친구가 징그럽다고 싫어하기 때문입니다. 자신이 생각했던 장점이 상대방에겐 단점으로 느껴질 수 있습니다. 링은 쉽게 뺄 수 있습니다. 좁혀놓은 질도 수술로 다시 넓힐 수 있습니다. 공포 영화 같은 섹스를 수술을 통해 에로 영화로 바꿀 수 있습니다.

삽입 섹스에서 여성이 느끼는 통증은 대부분 전희 부족으로 인해 애액이 충분하지 않아 마찰력으로 아픈 경우입니다. 통증을 참고 지속적으로 하면 질 입구에 만성 염증이 생겨 섹스할 때마다 통증이 발생합니다. 전희를 길게 해서 애액이 충분히 나오도록 하고 그게 여의치 않으면 침 또는 섹스용 젤리를 바르고 삽입하면 대부분의 통증 문제는 없어지지만, 염증으로 아픈 경우도 있습니다. 병원에서 진찰을 받고 질염을 잘 치료하면 통증이 감소합니다. 만성염증이라면 질 입구의 염증 부위를 수술로 제거하면 통증이 사라집니다.

그런데 어떤 상담 여성은 남편과 섹스를 하면 질이 붓는데 애인과 했더니 아프지도 않고 붓지도 않았다고 합니다. 결국 전희 부족도 문제지만 감정적인 문제가 더 클 수 있습니다. 남편과 처음 만났을 때는 손만 잡아도 가슴이 뛰었는데 이제는 가슴을 만져도 아무런 느낌 없는 상황이 되었기 때문입니다.

미국 교포였던 한 여성은 자궁경부암 검사를 위해 질경을 넣는데 너무 아파해서 섹스할 때는 어떤지 물으니 "너무 아파서 안 한지 오래되었다"고 했습니다. 이로 인해 남편과 사이가 안 좋아져 이혼도 고려중이라고 했습니다. 일단 일주일 정도 염증 치료를 한 후 미국으로 돌아갔습니다. 일 년 뒤 다시 내원해서 질경을 넣고 검사를 했는데 전혀 아파하지 않았습니다. 반가운 마음에 "요즘은 섹스해도 아프지 않나 봐요?" 하고 물으니 "남편과 이혼을 했더니 섹스를 안 해도 되어 너무 좋다"고 대답하더군요. 섹스할 때마다 아프다면 안 하는 게 낫습니다. 하지만 안 아프게 할 수도 있는데 마음이 너무 아픕니다.

조심스럽게 다뤄야 하는 노년의 성

———— 2년 만에 건강검진을 받는다는 분이 내원하셨는데, 살펴보니 질이 많이 위축되어 있었습니다. 섹스가 편하지 않겠다는 생각이 들어 검사 후 물어보니 질 입구가 쓰리고 아파서 안 한 지 5년째라고 합니다. 남편은 어떻게 하는지 물어보니 "알아서 해결하겠지요. 바람을 피우거나 자위를 하거나"라는 대답이 돌아왔습니다. 그만큼 받아줬으면 됐지 이젠 지쳤다는 느낌의 답이었습니다.

폐경 이후 환자의 자궁을 검사할 때는 처녀를 검사할 때처럼 조심해야합니다. 질이 위축되어 있어 질경을 너무 빨리 넣으면 고통을 줄 수 있기 때문입니다. 페니스보다 훨씬 부드럽고 마찰이 적은 질경도 고통을 유발할 수 있는데 하물며 섹스할 때 남성의 욕심대로 삽입을 하면 여성은 차라리 내가 아닌 다른 곳에서 해결하기를 바라는 마음도 생길 수 있습니다. 하지만 우리에게는 이런 고통을 줄일 수 있는 방법이 있습니다. 가장 쉽게 이용할 수 있는 섹스용 젤리가 있고, 젤리만으로 해결이 안 되는 경우에는 호르몬 요법이 좋습니다. 폐경 즈음에 갱년기 증상으로 힘들어하는 여성들이 먹는 호르몬 약이 섹스에도 상당한 도움이 됩니다. 이 호르몬 약은 섹스할 때 불편한 점뿐만 아니라 섹스 욕구도 개선해줍니다. 질정이나 질에 바르는 연고도 있으니 먹는 약을 주저하는 분들도 혼자 고생하지 말고 산부인과 의사에게 불편을 말하면 방법을 찾을 수 있습니다.

저는 남들에 비해 시력이 안 좋습니다. 안경을 벗고 수영장에 들어가면 상대방이 누구인지 잘 알아보지 못합니다. 그래서 저는 도수가 있는 물안경을 씁니다. 우리는 기구를 사용할 줄 아는 유인원입니다. 많은 사람들이 저처럼 신체적 약점을 보완할 수 있는 기구를 이용합니다. 섹스도 마찬가지지만 여전히 많은 분이 도구의 힘을 빌리기보다는 오늘은 술 먹은 남편이 그냥 잠만 자라고 기도하는 것을 선택합니다.

섹스 도구의 다양한 활용법

───── 다양한 섹스 도구가 있지만 여성의 섹스 치료에 도움이 된다고 FDA에서 공인 받은 기계는 에로스-CTD뿐입니다. 에로스-CTD는 클리토리스에 자극을 주는 포켓 형태의 제품으로, 포켓 부분을 클리토리스에 밀착한 뒤 전원을 켜면 클리토리스를 빨아들이는 작용을 합니다. 그 자극을

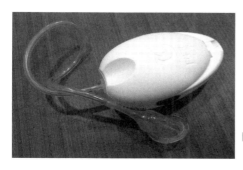

| 에로스-CTD | 클리토리스에 자극을 주어 섹스 치료에 도움이 됩니다.

통해 오르가슴을 유발해 섹스 치료에 도움을 줍니다. 에로스-CTD로 도움을 받는 여성도 있지만 사용하기 불편하고 제품에 적응하는 데 시간이 많이 걸립니다. 결정적으로 외면을 받는 이유는 다른 바이브레이터진동기에 비해 효과를 빨리 못 느끼기 때문인 것으로 보입니다. 에로스-CTD보다는 바이브레이터가 섹스 치료에 도움이 되는 경우가 더 많았습니다. 그런데 에로스-CTD 이외의 다양한 바이브레이터는 왜 FDA의 공인을 못 받았을까요? 바이브레이터로 FDA 공인을 받을 만한 주제가 없기 때문입니다.

바이브레이터는 가정용 전기 기구로는 다섯 번째로 미국 특허청에 등록된 초창기 발명품이라고 합니다. 무려 100여 년 전에 발명된 제품으로 수많은 여성에게 섹스의 기쁨을 선사해왔지만 미국 FDA는 여성의 섹스 치료 도구로 바이브레이터를 인정한 적이 없기에 에로스-CTD 제품은 여성의 섹스 치료에 도움을 주는 유일한 기계로 인정받고 있습니다. 결국 많은 사람들은 바이브레이터보다는 에로스-CTD가 더 효과가 있는 것으로 알게 되었습니다. 기업은 특허로 보호를 받을 수 있을 때 FDA의 공인을 받으려고 많은 돈을 쓰며 노력합니다. 특허가 없는 제품은 공인을 받더라도 바로 복제품들이 나오기 때문에 굳이 돈을 들여 연구하지 않습니다. 바이브레이터가 바로 이 상황이라고 생각합니다. 효과는 에로스-CTD에 비해 더 좋은 것 같습니다. 물론 바이브레이터보다 에로스-CTD가 더 맘에 드는 여성들도 있을 겁니다. 에로스-CTD가 나쁘다는 것이 아니라 바이브레이터가 효과가 없지 않다는 겁니다.

성인용품점은 대개 역 근처나 으슥한 곳에 자리를 잡습니다. 혹시 들어가서 구경해본 적이 있나요? 다양한 도구가 있어 흥미를 유발합니다. 어떤 제품은 주인도 사용법을 잘 모르기도 합니다. 하긴 전자 제품 매장 직원이 사용법을 정확히 몰라 사용자가 매뉴얼을 열심히 읽어야 하는 경우도 있으니까요. 주인의 입장은 이해할 수 있지만 우리가 난감한 이유는 성인용품은 대부분 매뉴얼이 없다는 것입니다. 그러다 보니 창의력을 발휘해 다양한 방법으로 사용하게 되어 더 즐거워질지도 모릅니다.

성인용품점에는 정말 다양한 바이브레이터가 있습니다. 하지만 그곳에서 에로스-CTD를 찾기는 힘듭니다. 에로스-CTD는 상당히 고가의 제품이기 때문입니다. 에로스-CTD처럼 특허는 없지만 더 효과적인 제품에 빠져보는 것은 어떨까요?

색다른 즐거움을 즐기기 위해 반드시 성인용품점을 찾아 잘 모르는 물

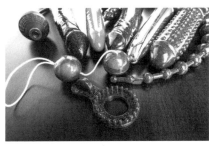

| 다양한 섹스용 장난감 |

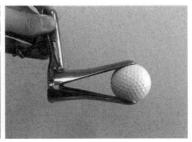

| 질경으로 골프공을 잡은 모습 |

건을 구입해야만 하는 건 아닙니다. 섹스용품이라고 해서 특별한 것이 아닙니다. 그저 섹스를 더 재미있게 할 수 있도록 도와주는 기구가 섹스용품입니다. 성인용품점에서 파는 다양한 섹스용품의 사용 매뉴얼이 중요하지 않은 이유입니다. 서로 재미있게 사용하면 그게 바로 사용법이라고 생각합니다.

몇 년 전 밤 야간 당직이라 병원을 지키고 있는데 전화가 왔습니다. 한 남성이 다급한 목소리로 "섹스를 하다가 질에 물건이 들어갔는데 손으로 뺄 수가 없어요"라며 병원에 가면 빼줄 수 있냐고 물어왔습니다. 당연히 병원에서 할 수 있는 일이기에 어서 오시라고 했고, 얼마 후 도착한 분들에게 콘돔이 빠지지 않아 병원에 오는 분들이 종종 있다고 말씀드렸습니다. 그런데 콘돔이 아니라는 겁니다. 쑥스러워하며 어렵게 말한 그 물건의 정체는 골프공이었습니다.

이런 경우 어떻게 뺄 수 있을까요? 여성이 배에 힘을 주면 압력으로 빼낼 수 있을까요? 약간은 밀려 나오겠지만 골프공이 빠질 정도의 압력은 주지 못합니다. 여러 번 자연 분만 후 회복이 잘 안 되어 배에 힘을 주면 자궁이 질 밖까지 노출되는 자궁탈출증이란 병이 있는데 만일 그런 경우라면 가능할 수도 있을 겁니다. 하지만 그 여성은 아직 아기도 낳지 않은 젊은 여성이었습니다. 골프공을 확인하기 위해 질경으로 질을 벌려보니 정말로 하얗게 빛나는 골프공이 보였습니다. 깨끗한 새 골프공인 것 같았습니다. 질경으로 질을 벌린 뒤 젓가락처럼 잡을 수 있는 포셉이라는 기구로 골프공의 양쪽을 잡아봤지만 둥근 골프공은 잡힐 듯 잡힐 듯 잡히지 않고 오히려 질 안으로 더 깊이 들어갔습니다. 등에서는 땀이 나고 이를 어쩌나 고민하면서 질경으로 질을 더 넓히는데 마침 질경 안으로 공이 들어왔습니다. 질경으로 골프 공을 잡아 그대로 뺐습니다. 그 여성뿐 아니라 저에게도 정말 다행이었습니다. 우연이 성공으로 연결되었으니까요.

그런데 왜 골프공이 질 안까지 들어갔을까요? 골프공의 질감을 이용해 클리토리스와 질 입구를 자극하다가 재미 삼아 안으로 살짝 넣었는데 자극에 반응한 여성이 힘을 주면서 빨려 들어갔다고 합니다. 골프공은 깨끗이 씻어서 즐겼다고 합니다. 가끔 골프공을 보면서 그 연인을 떠올립니다. 요즘은 하얀 공 대신 핑크색 공으로 즐기고 있는 건 아닌지 궁금해집니다.

섹스가 달라졌다면 혹시?

——— 얼마 전 심한 감기로 고생을 했습니다. 평소에는 감기에 걸려도 재채기와 콧물 정도 증상이 있을 뿐이었는데 이번에는 38.5℃의 고열과 심한 몸살, 수면 장애에 인후 통증까지 느껴져 독감일 수 있겠다는 생각에 친구 병원에 갔습니다. 본인이 의사이니 직접 처방하면 되지 않느냐고 생각하실 수도 있지만, 증상이 심하니 그 공부를 많이 한 의사의 도움을 받는 것이 좋을 것이라고 생각했습니다. 다행히 독감은 아니었고 증상 완화를 위한 약을 처방받았습니다. 꾸준히 약을 먹으니 증상은 완화되었습니다. 그런데 수술을 하는 의사인 저로서는 너무 심각한 이상 증상이 몸에 나타났습니다. 사흘 째 아침부터 손이 떨리기 시작한 겁니다. 처음에는 대단치 않게 생각했는데 점심이 지나도 손떨림이 계속되더니 저녁에는 레이저 시술이 어

려울 정도가 되었습니다. 그러자 정말 별생각이 다 들었습니다. 환자에게 시술을 못하게 되면 의사로서의 삶을 중지해야 할지도 모른다는 생각도 했습니다. 동료 의사들에게 수전증에 대한 조언을 구하다가 문득 생각이 나서 친구에게 전화를 했습니다. 혹시 나에게 처방한 약 중에 손떨림이나 진전을 일으킬만한 약이 있는지 묻자 친구는 너무도 쉽게 기관지 확장제 때문에 그럴 수 있다고 말하더군요. 약을 끊자 손떨림 증상은 사라졌습니다. 얼마나 안도했는지 모릅니다. 손떨림이 일어났던 그 하루가 제겐 수술의사로서의 삶을 마무리해야 할지도 모른다는 생각에 악몽처럼 긴 날이었습니다. 저의 이런 경험과 비슷한 일을 섹스에서 느끼게 된다면 삶 전반에 대한 생각에 영향을 줄 수 있다고 생각합니다.

우리는 뇌의 지배를 받으며 살아갑니다. 물론 그 지배를 본능적으로 따르기도 이성적으로 통제하기도 합니다. 인간의 가장 기본적인 본능은 식욕, 성욕, 수면욕입니다. 뇌에서 이 세 가지를 관할하는 영역은 서로 가까이 위치하고 있습니다. 그렇기에 식욕을 줄이는 약을 사용했을 경우 성욕과 수면욕까지 줄어들 수 있습니다. 혈압을 조절하거나 체중을 조절하는 약을 썼는데 발기가 안 되거나 질이 건조해지는 증상이 생길 수도 있습니다. 제가 감기 증상은 좋아졌지만 손떨림으로 직업 수행에 어려움을 겪은 것처럼 의도하지 않았던 몸의 다른 부분에 영향을 줄 수 있습니다. 여러분이 먹는 약은 대부분 건강에 도움을 주겠지만 섹스가 전과 같지 않다면 혹시 있을지도 모르는 약의 부작용도 생각해보기 바랍니다. 약을 복용하고 나서 성욕이 감소했다면 항우울제 때문일 수도 있습니다. 발기가 잘 안 된다면 항우울제, 고지혈증약, 전립선 치료제, 제산제 등이 영향을 미쳤을 수 있습니다. 질이 건조해졌다면 항히스타민제가 원인일 수 있습니다. 물론 부작용이 일어나는 것이 일반적인 현상은 아닙니다. 단순히 피곤해서 그런 증상이 나타났을 수도 있습니다.

반대로 특정 증상을 위해 먹은 약이 의외의 기관에 영향을 주어 기능이 더 좋아지는 경우도 있습니다. 인류에게 행복을 가져다준 비아그라는 처음엔 고혈압 치료제로 연구되었습니다. 그런데 실험 약을 먹던 대상자들이 실험이 끝나자 약을 더 달라고 부탁을 했다고 합니다. 약을 먹으면 발기가 되는 부작용이 있어서 성생활이 개선된 대상자들이 더 먹기를 원한 겁니다. 효과를 확인하고 안전성을 확보한 제약회사는 고혈압 치료제가 아닌 발기부전 쪽으로 판매를 했고 엄청난 돈을 벌었습니다. 다른 약을 먹고 있는데 혹시 조루가 개선되거나 성욕이 살아나는 일을 겪은 적은 없나요? 우리 몸에는 때로 예기치 않은 좋은 일이 일어날 수도 있습니다.

섹스는 몇 살까지 할 수 있을까요?

폐경기에 접어든 여성 중에는 남편의 섹스 요구에 짜증을 내며 병원에 오는 분이 종종 있습니다. 폐경 전에는 그럭저럭 받아줄 수 있었는데 폐경이 되고 나서는 정말 못 참겠다는 겁니다. 대체 언제까지 이걸 받아줘야 하냐며 남자들은 몇 살까지 섹스를 원하는지 묻는 분도 있습니다. 당연히 개인 차이가 있지만 언제까지 가능하냐고 물으면 살아 있는 동안은 가능하다고 해야 할 것 같습니다. 피카소는 90세에, 안소니 퀸은 84세에 아버지가 되었습니다. 90세 할아버지가 결혼을 앞두고 비뇨기과에 오셨는데, 결혼할 여성이 젊어 발기되는 보형물이 필요하다고 하셨답니다. 신부의 나이는 70세였습니다.

  인간이 섹스를 하는 가장 큰 이유는 유전자의 전파입니다. 남성은 자신의 정자로 난자에 수정을 시키면 더 이상 할 일이 없습니다. 그렇기에 죽을 때까지 유전자를 퍼트릴 수 있습니다. 하지만 여성은 수정란을 자궁에 옮겨 키우고 아이를 낳아야 됩니다. 이때까지 여성은 자신의 에너지를 자식에게 쏟아야 합니다. 아이가 태어나도록 가장 많은 노력을 하는 사람은 엄마이고 아이가 생존하지 못할 때 가장 많은 손해를 보는 사람 또한 엄마이기에 여성은 아이의 생존에 많은 노력을 기울일 수밖에 없습니다. 아이를 낳은 후에는 다른 동물처럼 부모의 도움을 덜 필요로 하면 좋겠지만 사람의 아이는 스스로 독립할 때까지 타인의 도움이 있어야 합니다. 엄마, 아빠, 친척을 비롯한 주변인의 도움이 필요하지만 가장 많은 도움을 주는 사람은 역시 엄마입니다. 여성은 자신의 도움 없이는 아이가 유전자를 퍼트릴 수 있는 성인이 될 수 없음을 압니다. 그렇기에 섹스에 따른 책임, 손실, 임신 이후 자신의 남은 수명 등을 고려해서 폐경이 있게 된 것인지도 모릅니다. 포유류 중 인간처럼 죽기 전에 이토록 빨리 폐경을 겪는 동물은 드뭅니다. 어찌 보면 폐경은 자연계에서 독특한 현상입니다. 다른 포유류는 죽기 전까지 2세를 낳습니다. 동물들은 어미가 보살펴야 하는 기간이 짧고 곧 독립을 하기에 암컷은 인간 남성처럼 죽을 때까지 새끼를 낳습니다. 인간 여성이 폐경을 겪는 이유는 자신이 낳은 유전자를 지키려는 이유인 것 같습니다. 그러므로 폐경기가 되면 섹스를 다른 의미로 받아들여야 합니다. 임신과는 상관없이 삶의 즐거움을 위해 섹스를 해야 합니다. 섹스는 즐겁습니다. 폐경 이후의 섹스는 임신할 걱정도 없기에 오로지 즐거움을 위한 섹스일 수 있습니다.

만일 남성의 섹스가 중단되었다면 이유가 무엇인지 잘 생각해보기 바랍니다. 그건 비본능적인 선택입니다. 여성 역시 섹스가 중단되었다면 그 이유를 생각해보기 바랍니다. 재미가 없어서였을까요? 편안히 할 수 있는 섹스를 너무 힘들게 했기 때문은 아닐까요?

평균 연령이 대개 70세 정도인 어르신들을 대상으로 섹스 강의를 가끔 합니다. 오늘의 주제가 '섹스'라고 하면 민망해하며 웅성거립니다. 저는 어르신들께 전하고 싶은 말이 많습니다. 여러분은 아직 젊고 성욕은 풀어야 한다는 것, 감추는 것이 더 큰 문제이고 복상사는 애인과 낯선 집에서 몰래 할 때 발생하니 걱정 말고 안방에서 아내와 편하게 할 것, 질이 건조해졌을 테니 윤활제를 쓰고 관절이 불편하면 도구를 사용할 것, 할머니가 젊으면 여성상위로 할 것, 편하고 즐거운 오랄 섹스를 시도할 것, 상대방이 안 도와주면 자위행위도 괜찮다는 것 등 말주변은 부족하지만 성의껏 이야기를 합니다. 그런데 어르신들은 강의 내내 부끄러운 듯 고개를 숙이고 계시기도 하고 질문시간에는 가만히 있거나 헛기침만 하십니다. 그런데 강의 후에 윤활제를 무료로 드린다고 하면 경쟁적으로 가져가려 하십니다. 또 따로 몰래 질문을 하거나 나중에 병원으로 와서 상담하신 분들이 많습니다. 당신들이 여전히 섹스를 즐긴다는 사실을 알리고 싶지 않아 하는 마음이 안타깝습니다.

섹스를 위해 떠났던 신혼여행 이후로는 섹스를 목적으로 한 여행은 사라진 결혼생활을 한 분들이 많을 겁니다. 단풍 구경이든, 꽃구경이든, 제주도 여행이든, 해외여행이든 둘이 떠나는 여행의 목적 중 하나는 신혼여행처럼 섹스여야 합니다. 다음 여행에는 윤활제를 꼭 챙기기 바랍니다.

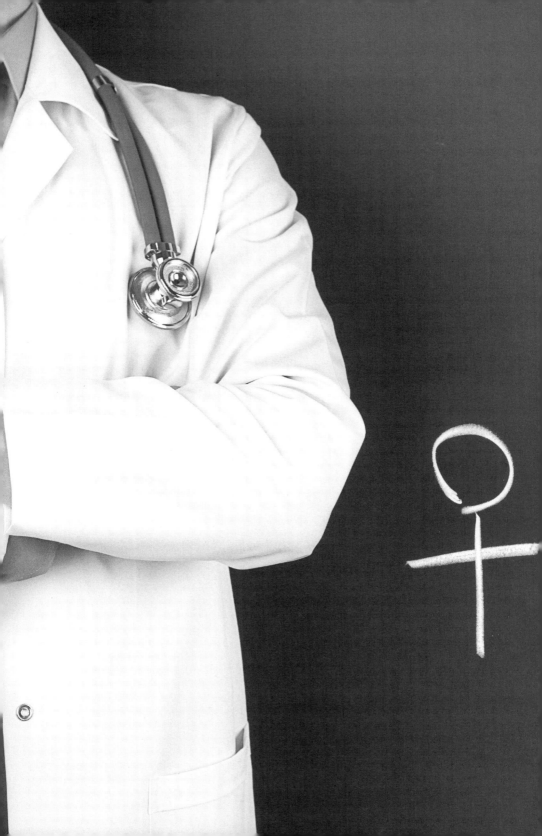

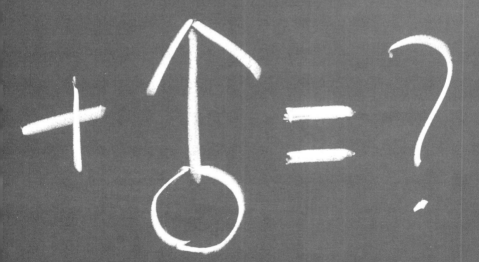

8

안심하고
섹스하기

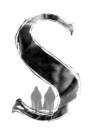

안다고 생각하지만 잘 모르는 피임

──────── 2006년 캐나다의 한 남성은 애인이 헤어질 것을 요구하자 일부러 콘돔에 구멍을 뚫고 섹스를 해 임신에 성공했습니다. 하지만 여성은 임신을 원치 않았고 유산 수술을 했습니다. 나중에 남자친구가 콘돔에 구멍을 뚫었다는 사실을 알게 된 여성은 경찰에 신고를 했습니다. 법원은 이 남자에게 성폭력 죄를 적용해 징역 18개월을 선고했습니다.

섹스의 목적은 다양하지만 그 결과로 임신이 발생할 수 있습니다. 임신을 원치 않는 여성과 남성은 각자 알아서 또는 합의에 의해 피임 방법을 선택합니다. 하지만 그 방식 때문에 앞의 여성처럼 어처구니없는 경우를 당하기도 합니다. 피임에 대한 정확한 지식과 올바른 실천이 여성과 남성을 지켜줄 수 있습니다.

피임의 방법으로는 정자를 차단하는 것이 가장 확실하고, 정자가 들어오더라도 난자를 못 만나게 하면 됩니다. 또한 정자와 난자가 만나 수정란이 되더라도 착상을 방해하면 피임이 됩니다. 이런 개념으로 피임을 하고 있지만 우리 몸은 가능성을 100% 예측할 수 있는 순수과학의 영역이 아니라 몸 상태에 따라 다른 결과가 발생하는 응용과학의 영역이므로 예기치 않은 문제가 발생합니다.

임신을 막는 가장 확실한 방법은 참는 것입니다. 사정을 참는 것보다 더 확실한 것은 아예 질 근처에서 섹스를 하지 않는 것입니다. 삽입 섹스라고 하지 않고 질 근처에서 하지 말라고 적은 이유는 제가 검진한 산모 중에 섹스를 한 적이 없는데 임신을 했다는 분이 있었기 때문입니다. 결혼한 지 2개월째였던 그분은 섹스를 한 적이 없는데 임신이 되었다고 찾아왔습니다. 순간 머릿속에서 '여기는 종교 단체가 아닙니다'라는 말이 떠올랐지만 "신혼인데 어떻게 섹스를 안 할 수 있나요?"라고 질문을 했습니다. 여성은 남성의 삽입을 못 견디는 질 경련이 있었고 남성은 심한 조루였습니다. 신혼여행에서 삽입 섹스를 하려고 했으나 삽입이 되지 않았고 남편은 너무 흥분하여 질 입구에 사정을 했다고 합니다. 그 뒤로는 섹스를 시도하지 않았는데 생리를 건너뛰어서 설마 하는 생각에 임신 테스트를 했고, 결과가 양성으로 나와 병원에 온 겁니다. 임신을 원치 않는다면 질 근처에서는 섹스를 하지 마십시오. 정자는 생각보다 생명력이 강합니다.

남성들은 흔히 섹스를 하고 싶을 때 피임 준비가 안 되어 있으면 질 안에 사정하지 않겠다며 여성을 설득합니다. 배란기여서 안 된다고 거절하면 바깥에 사정하면 되니까 절대 걱정하지 말라고 합니다. 많은 여성이 그 부탁을 거절하지 못하고 허락합니다. 조심하면 괜찮을 거라 애써 생각하며 섹스를 합니다. 다행히 사정을 질 밖에 하면 남성은 기분이 좋아집니다. 질 안 사정을 피했다는 스릴감도 느낍니다. 섹스는 즐겁기만 합니다. 반면 여성은 대부분 임신에 대한 걱정으로 섹스를 제대로 즐기지 못하고 그럭저럭 끝나게 됩니다. 이런 경우 많은 여성이 오르가슴을 기대해서라기보다 그 남성을 사랑해서 혹은 거절하기 미안해서 삽입을 받아줬을 겁니다. 질 안에 사정을 하면 안 된다는 스릴감을 둘 다 즐긴다면 상관없지만 임신 부담이 있는 여성이 그랬을 가능성은 별로 없을 겁니다. 질외사정은 본인의 즐거움만 생각하고 여성은 배려하지 않는 이기적인 남성들, 여성의 오르가슴에 대해서는 아는 것이 전혀 없는 무지한 남성들의 피임법이라고 생각합니다.

이렇게 섹스를 한 후에 문제가 생기는 경우가 많습니다. 2주 후, 때가 되었는데 생리가 없으면 여성은 이제나 저제나 걱정을 합니다. 설마 하는 마음으로 임신 테스트를 했는데 어처구니없게 임신으로 나왔다면 그 불안함이 현실이 된 겁니다. 분명히 질외사정을 했는데 어떻게 된 일일까요? 그 이유는 사정을 하기 전에도 정액이 나올 수 있기 때문입니다. 찔끔찔끔 나왔더라도 나오긴 나온 겁니다. 아무리 정액의 양이 적어도 그 안에는 수많은 정자가 있습니다. 임신을 했다는 말을 들은 남자는 질외사정을 했으니 그럴 리가 없다며 자신의 애가 맞느냐는 말로 여자의 가슴에 대못을 박기도 합니다. 그런 말을 병원에 여자친구와 함께 와서 의사 앞에서 하는 남자도 있습니다. 심지어 친자감별을 할 수 있느냐고 묻기도 합니다.

질외사정은 언제나 피임이 되는 피임 방법이 아닙니다. 오히려 언제든 임신이 될 수 있는 피임 방법입니다. 질외사정을 하려던 것을 깜빡 잊거나 조절을 하지 못해서 질 안에 사정할 수도 있습니다. 하는 도중에 샐 수도 있고 페니스를 빼다가 흘릴 수도 있습니다. 남성이 원할 때 페니스가 금방 빠지지 않을지도 모릅니다. 섹스하다가 페니스가 빠지지 않아 응급실에 가서 주사를 맞고 뺐다는 해외토픽도 본 적이 있습니다. 임신을 원하지 않는다면 좀 더 확실한 과학적 방법을 준비해야 합니다.

결코 정확할 수 없는 배란일 계산법

─────── 결혼을 두 달 앞둔 미혼 여성이 아직 원하지 않는데 임신이 된 것 같다며 내원했습니다. 생리 주기가 규칙적이어서 스마트폰 앱을 이용해 배란일을 체크하고 섹스를 했는데 이상하게 임신이 되었다고 하는데 굉장히 걱정스러운 눈빛이었습니다. 저는 결혼 전 스트레스로 생리가 불규칙해질 수 있어서 임신이 된 것 같다고 설명하고 어차피 결혼을 할 것이니 마음을 편히 가질 것을 권했습니다.

그녀는 스마트폰의 앱에 표시된 배란일이 14일이어서 배란 3일 후인 17일과 20일에 섹스를 했는데 언제 임신이 된 것인지 알 수 있냐고 물었습니다. 초음파 검사를 통해 확인하고 계산해보니 배란일은 19일이었습니다. 정자는 여성의 몸 안에서 3~7일 정도 생존할 수 있으니 17일에 들어간 정자가 19일의 난자를 만나서 임신이 되었을 수도 있고, 난자는 배란 후 24시간 정도 생존할 수 있으니 20일에 들어온 정자를 만나 임신했을 수도 있다고 설명했습니다. 그러자 그녀의 얼굴은 거의 흙빛으로 변했습니다. 두 달 뒤 결혼

할 약혼자와는 20일에 섹스를 했고 다른 애인과는 17일에 섹스를 했다는 거였습니다. 만일 약혼자의 아이라면 예정대로 결혼을 해야 할 것 같고, 애인의 아이라면 파혼하고 애인과 결혼을 하고 싶다며 누구의 아이인지 알고 싶어 했습니다. 친자감별을 해주는 회사에 문의해보니 2005년 생명윤리법 시행 이후 태아의 친자감별은 금지된 상태였습니다. 법원이나 검찰의 명령이 있는 경우에는 할 수 있을지도 모르지만 확실하지 않고, 해외에서는 가능할 수도 있는데 어떤 나라에서 가능한지는 잘 모르겠다는 답변이었습니다. 저는 아기가 태어난 이후의 친자감별만 가능한 상태라고 알려드렸습니다. 참고로 친자감별을 위해서는 남성의 모근이 붙어 있는 머리카락 다섯 가닥 이상이나 3cc 이상의 혈액이 필요하다고 합니다. 그녀는 고민을 해봐야겠다며 돌아갔습니다.

영국의 경우 친자확인 검사에서 친자가 아닌 걸로 나오는 비율이 12% 정도라고 합니다. 물론 친자확인 검사를 신청한 사람 중에서의 비율입니다. 여성은 건강하거나 똑똑한 남성을 좋아하기도 하지만 경제력이나 권력이 있는 남성을 좋아하기도 합니다. 경제력이나 권력이 있다고 해서 두뇌가 좋거나 몸이 건강한 것은 아닙니다. 심하게 상상을 해본다면 배란이 임박했을 때 여성은 좀 더 건강하고 똑똑한 아이를 원하기 때문에 원나잇 상대가 필요했을지도 모릅니다. 건강한 남성의 유전자를 이어받은 아이를 낳아 권력이나 재력이 있는 남자가 양육하도록 하면 아이의 생존 확률이 높아질 겁니다. 하지만 그런 걸 바라는 남편은 없습니다.

많은 분들이 배란일을 피해 섹스를 합니다. 하지만 배란일은 여성의 몸 상태에 따라 들쑥날쑥합니다. 섹스를 통해 평소 배란일보다 빨리 배란되는

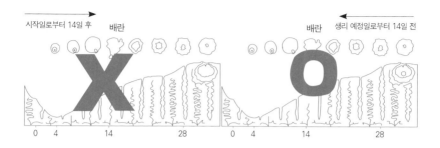

시작일로부터 14일 후　배란　　　　　　　　　　　　　배란　생리 예정일로부터 14일 전

0　4　14　28　　　0　4　14　28

| 배란일 | 지난 번 생리 시작일로부터 14일 후가 아니라 다음 생리 예정일로부터 14일 전이 배란일입니다.

경우를 돌발배란이라 하고, 여성의 몸 상태에 따라 배란이 늦게 되는 경우를 지연배란이라고 합니다. 여성은 배란 이후 임신이 안 되면 평균 14일째에 생리를 합니다. 이 14일 때문에 많은 분들이 생리 시작일로부터 14일째가 배란일이라고 잘못 알고 있습니다. 생리 시작일로부터 14일째가 배란일이 되려면 생리 주기가 28일로 오차 없이 규칙적이어야 합니다. 생리 주기가 불규칙하다면 다음 생리를 시작했을 때에야 배란일을 역으로 계산해 알수 있습니다. 물론 배란통, 분비물 증가, 성욕 증가, 식욕 증가 등의 증상으로 배란일을 가늠하기도 하지만 여성의 배란일을 미리 추측하기는 매우 힘듭니다. 병원에서는 초음파로 배란일을 추정하지만 이 또한 4일 정도 차이가 날 수 있습니다. 그래서 병원에서는 호르몬 주사로 배란일을 조절하거나 호르몬 검사를 통해 배란일을 확인합니다. 배란일 계산은 피임 방법이 아니라 임신 가능성을 높이기 위한 계산법입니다. 임신을 위해 계산하면 실패해도 다음에 다시 시도하면 되지만, 피임을 위해 계산하면 실패했을 때의 결과를 돌이킬 수 없습니다. 운에 맡기는 배란일 추측 피임법은 선택하지 않는 것이 좋겠습니다.

여성의 배란은 주위 환경, 스트레스, 질병 등으로 바뀔 수 있습니다. 배란일 계산법으로 피임하지 마십시오. 애플리케이션이 계산해준 날짜는 참고만 하기 바랍니다.

폐경기 즈음에 생리가 불규칙해지면서 임신에 대한 걱정을 내려놓고 있다가 임신이 되기도 합니다. 생리를 안 해서 폐경이 된 줄 알고 있다가 임신 3개월 진단을 받은 분도 있었습니다. 그래서 마흔둥이, 쉰둥이라는 말이 심심치 않게 들립니다. 폐경 전에는 늘 임신 가능성이 있습니다. 늦둥이를 원하지 않는다면 완전히 폐경이 되기 전까지는 피임을 하길 바랍니다. 아무리 생리가 불규칙해졌어도 완전 폐경이 되기 전에는 언제든 배란이 가능하다는 생각을 하고 있어야 합니다. 완전 폐경 여부는 혈액 검사로 확인할 수 있습니다. 그리고 요즘은 폐경 이후에도 난자만 구할 수 있다면 의학의 도움으로 임신이 가능합니다.

세계적으로 가장 보편적인 피임법, 먹는 피임약

———— 먹는 피임약은 세계적으로 가장 보편화된 피임법입니다. 먹는 피임약의 주작용은 여성의 호르몬 작용을 억제하여 배란이 이루어지지 않게 하는 것입니다. 이 외에도 자궁경부의 점액을 끈끈하게 하여 정자의 통과를 방해하고, 자궁내막을 얇게 하여 수정란의 착상을 방해하며, 나팔관의 운동을 억제하여 임신을 막는 역할을 합니다. 피임약을 꾸준히 복용하

면 피임 효과가 상당히 높습니다. 또 생리통을 줄여주는 효과도 있습니다. 그런데 우리나라에서는 먹는 피임약을 기피하는 경향이 있습니다. 부작용이 클 것이라고 생각하기 때문입니다. 흔히 생각하는 가장 심각한 부작용은 불임입니다. 실제로 "아는 언니가 피임약을 먹다가 끊었는데 그 뒤로 임신이 안 된다고 했다", "엄마가 피임약 먹으면 불임된다고 먹지 말라고 했다" 등의 말을 하는 여성들이 있습니다. 정말로 불임이 된다면 전세계적으로 팔릴 수 있었을까요? 불임의 원인이 다른 데 있는 것은 아닐까요? 임신이 잘 될 수 있는 여성이 피임약을 먹어 불임이 된 것이 아니라 그분은 원래 불임이었던 것이 아닐까요? 오히려 피임약을 장기 복용하면 임신 능력이 향상된다는 연구 결과도 있습니다.

피임약 때문에 불임이 되었다는 이들 중에는 원래 불임이었던 여성도 있을 것이고, 피임약을 먹는 동안 콘돔 없이 섹스를 해서 성병에 걸렸다가 합병증으로 불임이 된 여성도 있을 것입니다. 섹스를 통해 전염되는 병을 성병이라고 하는데, 성병에 걸리면 생식기 주변이 불편해지고 여성의 경우 염증이 생겨 나팔관 등이 유착되거나 합병증을 일으켜 불임으로 이어지기도 합니다.

피임약의 용도는 임신을 피하는 것이지 성병을 피하는 것은 아닙니다. 저는 피임약 상담을 원하는 분들에게 "피임약을 드시는 것을 남성분에게는 말하지 마세요"라고 조언합니다. 콘돔이 싫다면 어쩔 수 없지만, 성병 예방을 위해서는 피임약을 먹더라도 콘돔을 사용할 것을 권합니다.

2011년 미국 질병통제예방센터CDC는 성관계 경험이 있는 청소년 중 80% 정도가 첫 성관계에서 피임을 위해 콘돔을 사용했다고 밝혔습니다. 또한 10

대 남성 16% 정도는 상대 여성이 피임약을 복용하고 있음에도 콘돔을 동시에 사용했다고 합니다. 피임약을 복용하는 여성들은 이 16%의 청소년처럼 자신을 보호하기 위해서라도 콘돔을 함께 사용하길 바랍니다.

2011년 영국의 「왕립학술원생물학회보Proceedings of the Royal Society B」에는 여성이 피임약을 먹고 만났던 남성과 결혼을 하는 경우 복용을 하지 않고 결혼을 한 여성들에 비해 결혼 기간이 평균 2년 이상 길다는 내용의 논문이 소개되었습니다. 이 논문을 발표한 스코틀랜드 스털링대학 연구진은 피임약으로 인해 여성들이 남성을 평가할 때 감정적이지 않고 좀 더 이성적으로 판단했기 때문이라고 생각했습니다.

하지만 이를 좀 다른 측면으로 해석하는 사람들도 있습니다. 피임약을 먹고 결혼한 여성들은 이성적인 결혼을 했을지는 몰라도 본능적으로 원하는 남성과 결혼을 한 것은 아니라는 겁니다. 그런데 피임약이 본능에 어떤 영향을 미치기에 이런 연구와 해석이 나오는 걸까요?

남성과의 섹스를 통해 남성의 유전 정보가 담긴 정자를 얻은 여성은 그 정자가 여성의 유전 정보가 담긴 난자와 만나 좀 더 건강한 2세를 얻기를 원합니다. 이를 위해 여성은 자신의 유전자와 남성의 유전자가 잘 조합이 되는지 여부를 알고자 합니다. 여성의 이성생각은 잘 모르지만 본능감정은 그것을 느낍니다. 여성은 남성의 체취를 맡음으로써 건강한 유전자, 정확한 의미에서는 여성의 유전자와 잘 어울리는 남성의 유전자를 알아낼 수 있다고 합니다. 인간은 저마다 유전자가 다르게 발현된 모습을 보입니다. 상대방의 유전자가 나의 현재 상황에 맞고 2세의 건강에 유리한지 여부를 여성은 본능적으로 알아차리는 것입니다.

그렇기에 여성은 남성의 체취를 맡는 것만으로도 사랑에 빠질 수 있습니다. 그런데 이 냄새를 맡는 여성의 후각 기능을 피임약이 마비시킬 수 있다고 합니다. 피임약으로 코의 유전 정보 파악 기능이 억제된 여성은 본능이 요구하는 남성보다는 이성적으로 선택한 남성을 선택할 가능성이 좀 더 큽니다. 이성적으로 선택한 배우자와는 결혼 생활을 더 오래 유지할 수 있을지도 모릅니다. 이를 다른 측면으로 보면 섹스 생활이나 2세의 건강에는 좋은 영향을 주지 않을 가능성이 크다고 해석할 수도 있습니다.

성급한 추측일 수도 있지만 이성적으로 배우자를 선택한 여성은 결혼을 결심한 남성과 배란일에 본능적으로 만나게 되는 남성이 다를 수도 있나 봅니다. 국내의 유전자 검사소의 통계를 인용한 보도 중에는 친자 확인 의뢰를 통한 검사 결과 친자가 아닌 것으로 밝혀진 비율이 무려 30%에 달한다는 기사도 있습니다. 물론 자기 아이가 아닐 수 있다고 의심한 상황에서 의뢰한 검사의 결과이기에 친자가 아닌 확률이 높게 나온 것으로 보이고, 업체마다 통계가 다르긴 합니다. 피임약을 먹는 동안 결혼을 결심했는데 결혼 후 임신을 위해 피임약을 끊었더니 다른 남성에게 성욕을 느끼게 되는 것은 아닌지 모르겠습니다. 깊은 관계로 발전한 남성이 있다면 피임약을 끊은 상태에서 진정 이 사람과 결혼이라는 제도 속으로 들어가도 되는지, 내 아이의 아빠로 괜찮은 건지 본능을 통해 확인해야 하는 건 아닌가 하는 생각도 해봅니다.

결혼은 인생에서 가장 중요한 결정 중 하나입니다. 결혼이 인생의 모든 것을 결정한다고 제게 조언했던 친구도 있습니다. 제 아내를 볼 때마다 아직은 잘 결정했다고 생각합니다. 제 아내는 그때 피임약을 먹고 있지 않았던 것으로 압니다.

비상 상황에서만 사용해야 하는 사후 피임약

———————— 섹스를 한 후에 병원에 와야 하는 분들이 있습니다. 사전에 피임을 미처 하지 못했거나 준비한 피임법이 실패했을 경우 사후에라도 피임을 해야 하기 때문입니다. 사후 피임을 할 수 있는 방법에는 먹는 약과 자궁 내 장치루프가 있습니다.

사후 피임약은 응급 피임약이라고도 부르는데, 호르몬 공급으로 배란에 영향을 끼쳐 섹스 후에 피임이 되도록 합니다. 정자가 살아있는 동안 배란을 억제하는 작용을 하는 것입니다. 정자와 난자가 결합해서 수정된 경우에는 난자가 자궁에 착상해 태아가 되는 것을 막는 역할을 합니다. 하지만 일단 수정된 난자가 자궁에 착상한 후에는 효과가 전혀 없습니다.

기존의 약은 섹스 후 72시간, 즉 3일 이내에 복용해야 피임이 되었는데 현재는 120시간, 즉 5일 이내에 복용하면 피임이 되는 약이 출시되었습니다. 물론 섹스 후 복용까지 시간이 길어질수록 피임 효과는 낮아지므로 가능하면 빠른 시간 내에 복용해야 효과가 좋습니다.

사후 피임약은 일반적인 먹는 피임약에 비해 호르몬 농도가 6~10배 정도 높으므로 일시적이더라도 부작용이 올 수 있습니다. 물론 시간이 지나면서 평상시의 상태로 돌아오기는 하지만, 만약 복용 후 다음 생리 이전에 또 복용을 하면 호르몬 장애를 얼마나 일으키고 어떤 부작용을 유발하는지에 대해서는 아직 신뢰할 만한 연구 결과가 없습니다. 그러니 사후 피임약 복용 이후 다음 생리 전까지는 제발 조심하기 바랍니다. 사후 피임약은 최후의 선택이어야 합니다. 다행히 약으로 인한 기형아 발생률 증가는 없습니다.

사후 피임약은 전문의약품이므로 의사에게 처방전을 받아야만 구입할 수 있습니다. 반드시 산부인과에서만 처방할 수 있는 것은 아니므로 최대한 빨리 가까운 병원에 가면 됩니다.

저는 사후 피임약을 추천하지 않는 입장입니다. 심한 약 부작용이 있어서라기보다는 실패율이 2~45%에 이르기 때문이기도 하고, 사후 피임약을 믿고 콘돔을 사용하지 않은 채 섹스를 하다가 성병에 걸릴 수 있기 때문이기도 합니다. 성병에 걸리는 사람이 그렇게 많은지 의아하시겠지만 의료 현장에서 보면 성병 때문에 고생하는 환자가 많고, 성병 때문에 싸우는 커플도 많습니다. 자신을 소중하게 여기는 만큼 스스로를 보호하는 섹스를 해야 합니다.

정자를 죽이는 피임법, 살정제

──────── 우리나라에 아직 많이 알려지지 않은 피임법 중에 살정제가 있습니다. 현재 우리나라에도 한 개의 제품이 시판되고 있습니다.

살정제의 주성분은 정자를 죽이는 작용을 하는 논옥시놀-9입니다. 살정제는 물이나 정액에는 녹지 않고 체온에 의해 녹으며 여성의 질에 삽입하는 방법으로 사용합니다. 최소 10분 이전에 넣어야 작용하고 한 시간이 지나면 다시 넣어야 합니다. 즉 한 시간 이상이 지났는데 아직 사정이 안 되었거나 다시 할 때는 한 개를 또 넣어야 합니다.

살정제의 약 설명서를 보면 주성분인 논옥시놀-9이 정자를 죽이는 작용을 하며 이 외에도 보조 성분인 젖산이 잡균의 번식을 막는 작용을 해서 질 내 건강을 높일 수 있다고 적혀 있습니다. 하지만 저는 보조 성분인 젖산보다는 주성분인 논옥시놀-9의 질 안 유산균을 죽이는 효과가 강력해 질 안 환경이 악화될 것 같아 권유하지는 않습니다. 또한 논옥시놀-9을 먹었을 때의 인체 유해 여부는 잘 모릅니다. 즉 살정제를 썼을 때 오럴 섹스의 유해 여부는 모르는 것입니다. 논옥시놀-9은 강력한 소독 작용을 하여 50년 전에는 병원 세탁물을 소독하는 용도로 사용했습니다. 병원 세탁물의 세균을 죽이던 성분을 질 안에 넣으라고 권유하고 싶지는 않습니다. 또한 그것을 먹었을 경우는 상상하기 싫습니다.

여성이 선택할 수 있는 장기간 피임법

——— 여성이 오랜 기간 피임 효과를 지속할 수 있는 방법으로 자궁 내 장치루프와 임플라논, 피임 주사가 있습니다.

자궁 내 장치는 구리가 감긴 작은 기구로, 이 기구를 여성의 자궁 안에 넣어두면 수정란의 착상을 방해하여 피임이 됩니다. 자궁 내 장치의 기원은 사막을 횡단할 때 낙타의 임신을 방지하기 위해 낙타의 자궁에 이물질을 넣었던 것이라고 하는데, 그 기전은 정확히 밝혀져 있지 않습니다. 사실 의학에서는 작동 기전이 제대로 밝혀지지 않은 것이 더 많습니다. 자궁 내 장치는 자궁내막에 무균질의 염증 반응을 일으켜 정자의 이동을 방해하고 착상을 방해하여 임신을 막는 것으로 알려져 있습니다.

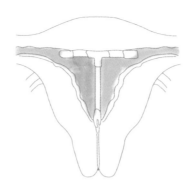

| **자궁에 루프를 삽입한 모습** | 루프가 수정란의 착상을 방해하여 피임이 됩니다.

보통은 생리가 끝난 직후에 시술을 하는 것이 좋지만 피임을 하지 못하고 섹스를 한 경우 사후 피임 방법으로 사용하기도 합니다. 이론상 수정된 후 7일 정도 후에 자궁에 착상을 하므로 7일 이내에 자궁 내 장치를 삽입하면 피임이 되기 때문입니다.

루프의 몸체는 구리로 감겨있는데, 구리 대신 여성 호르몬을 코팅하여 피임을 하는 미레나, 제이디스 등의 제품이 있습니다. 미레나와 제이디스는 코팅된 호르몬이 자궁경부에서 정자의 이동을 방해하여 피임을 하고, 또 자궁내막을 얇게 하여 수정이 되더라도 착상으로 이어지지 않게 합니다. 이 호르몬은 자궁에만 작용하므로 피임약으로 인한 전신 부작용이 적습니다. 또한 국소적인 호르몬 작용으로 인해 생리 양이 줄고, 생리통도 줄어드는 장점이 있습니다. 생리 양이 많아 빈혈이 있거나 일상생활이 힘든 분, 생리통이 심한 분들에게 추천합니다.

상담을 해보면 루프 삽입 후 골반통을 겪은 분들을 만나게 됩니다. 이는 루프가 정상 위치에 자리 잡지 않아서 통증을 유발한 것으로 추측되기에 위치 교정을 하거나 교체를 하면 통증이 줄어듭니다. 물론 교체 후에도 통증이 있으면 루프가 아닌 다른 방법의 피임을 고려해야 합니다.

자궁 내 장치를 장시간 삽입하고 있으면 피임 효과가 떨어질 뿐만 아니라 방선균 등의 염증 반응을 유발할 수 있으므로 5년마다 교체해야 합니다. 제이디스는 3년마다 교체합니다. 그리고 드물게 자궁에서 빠지는 경우도 있으니 6개월에 한 번 정도는 산부인과 검사를 통해 확인하는 것이 바람직합니다.

자궁 내 장치의 피임 성공률은 99% 이상으로, 자궁 안에 삽입을 해야 하는 부담이 있어 주로 출산 경험이 있는 여성에게 권합니다.

출산 경험이 없는 분들에게는 자궁 내 장치보다는 임플라논을 권유합니다. 임플라논은 피부 아래에 이식하는 피임제로, 이쑤시개 크기의 호르몬 장치입니다. 이를 팔의 지방층에 삽입하면 코팅된 호르몬이 꾸준히 분비되어 피임 작용을 합니다. 매일 피임약을 먹는 것이 번거로우면 고려해볼 만합니다. 작용 기간은 3년으로, 3년이 지나면 제거하거나 교체해야 합니다. 저렴하지는 않지만 3년 동안 먹는 피임약 비용과 비교하면 비싸지 않습니다. 인터넷에는 임플라논의 부작용으로 질 출혈 지속, 체중 증가, 두통, 탈모 등이 적혀 있는데 진료 현장인 병원에서 보면 부작용으로 제거하는 분들보다는 3년 뒤 새로운 임플라논으로 교체하는 분이 더 많습니다. 부작용보다는 피임의 효과로 얻는 게 더 많은 것 같습니다.

주사로 맞는 피임약도 있습니다. 허벅지나 복부의 지방층에 맞는 호르몬 주사로, 3개월마다 맞으면 피임뿐만 아니라 자궁내막증에 의한 통증도 관리할 수 있습니다. 2년 이상 시술하면 골밀도 감소의 가능성이 있어 2년 이내의 사용을 권합니다.

임플라논이나 피임 주사는 2~3년 정도의 피임을 생각하는 분들께 추천합니다.

심사숙고해야 하는 영구 피임법

──────── 더 이상 자녀 계획이 없다면 여성의 경우 난관결찰술을, 남성의 경우는 정관 수술로 알려져 있는 정관결찰술을 받으면 됩니다.

여성의 난관은 배 안에 있기에 외부에 노출된 고환에 있는 정관결찰술이 더 간단하고 복원하기도 쉽습니다. 복원이 더 쉽다고 해서 복원 수술 성공률이 높다는 의미가 아니라 난관복원술보다는 쉽다는 것이니 함부로 결정하지 말고 숙고 후 결정해야 합니다.

정관 수술 후에도 한 달 정도는 피임을 해야 합니다. 정관결찰을 한 부위 외의 남은 정관에 정자가 있기 때문입니다. 열 번 정도의 사정 후에 정자 유무를 확인할 것을 추천합니다.

또한 가끔은 수술 받은 분들 중에 재개통이 되어 임신이 되는 경우도 있으므로 100% 피임 방법은 아니라는 것을 알아두어야 합니다. 가능성은 1% 미만이지만 수술 후에도 임신이 될 수 있으므로 임신 증상이 있으면 확인하기 바랍니다.

피임의 정석, 콘돔

———————— 콘돔은 임신을 막는 목적과 성병을 예방하기 위한 방법으로 개발되었고 발전해왔습니다. 또한 섹스의 즐거움을 배가시킬 수 있도록 착용감이 개선되었고, 향기가 나거나 색깔이 있는 제품도 출시되었으며 야광 제품도 있습니다.

모든 콘돔은 안과 밖으로 구별되어 있습니다. 이것이 중요한 포인트입니다. 안과 밖이 구별된 콘돔의 앞에는 정액받이라는 볼록한 부분이 있습니다. 이 정액받이가 사정된 정액을 보관하는 곳으로, 정자를 죽이는 성분도 들어있습니다. 정자를 죽이는 성분이 질 안으로 들어가면 당연히 질 안 유산균을 죽이므로 안과 밖을 잘 구분하여 씌워야 합니다. 불 끄고 어두운 환경에서 콘돔을 씌우다가 안과 밖이 바뀌면 난감한 결과가 발생합니다. 다행히 안과 밖이 바뀌면 잘 씌워지지도 않습니다. 그런데 잘 씌워지지 않는데도 용케 잘 착용하는 능력이 있는 사람이 바로 남자입니다.

이 정액받이에 공기가 찬 상태에서 피스톤 운동을 하면 콘돔이 찢어질 수 있으므로 주의해야 합니다. 반드시 환한 곳에서 안과 밖을 구별한 뒤 페

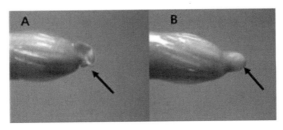

| 올바른 콘돔 착용법 | 정액받이의 공기를 빼 A처럼 만들고 삽입합니다.

니스에 씌우고 정액받이를 눌러서 공기를 빼야 합니다. 또 중간에 빠지지 않도록 페니스의 뿌리까지 잘 씌워야 합니다. 사정 후 페니스를 뺄 때는 콘돔의 끝부분을 잡아 콘돔이 질 안에 남겨지지 않도록 조심하면서 빼야 합니다. 가끔 콘돔이 질 안으로 들어가서 빠지지 않아 이를 제거하기 위해 오는 사람들이 있습니다. 병원에서는 쉽게 콘돔을 뺄 수 있지만 피임 여부는 장담하지 못합니다. 이 경우 질염의 발생 가능성도 있습니다.

늦둥이를 가질 확률이 사라진 완전 폐경 이후나 불임수술 이후에는 임신 걱정 없이 편안하게 섹스를 할 수 있습니다. 피임약은 더 이상 필요 없고 자궁 내 장치나 임플라논도 제거합니다. 이때가 되면 콘돔도 필요 없다고 생각하게 될 겁니다. 오직 둘이서만 섹스를 나눌 때는 콘돔이 필요 없습니다. 하지만 그렇지 않은 경우에는 콘돔이 필요합니다.

60대 여성이 남편과 관계 후에 불편하다고 내원했습니다. 애액도 안 나오는데 섹스를 해서 불편한 줄 알고 질염 치료를 해달라는 거였습니다. 그런데 검사를 해보니 성병인 트리코모나스였습니다. 남편이 소위 말하는 박카스녀와 관계를 가졌기 때문입니다. 물론 여성이 외도를 한 후에 불편해서 오는 경우도 있습니다.

어쨌든 임신 걱정이 없다며 편한 마음으로 콘돔 없이 새로운 파트너와 섹스를 하다가는 성병에 감염될 수 있으므로 성병 여부를 확인할 수 없는 대상과 섹스를 할 때는 가정의 평화를 위해서라도 콘돔을 사용하길 바랍니다. 물론 가정의 평화를 위해서 참는 것이 더 좋습니다.

평생을 사용해야 할 콘돔입니다. 그럼 우리 아이가 몇 살 때부터 콘돔 사용법을 제대로 알려줘야 할까요? 빠르면 빠를수록 좋습니다. 대구가톨릭대

제석봉 교수가 미혼모를 대상으로 한 조사를 보면, 처음 성관계를 가진 나이가 열다섯 살인 경우가 24.7%로 가장 많았고 열세 살 때였다고 답한 경우도 1.4%였습니다. 학교에서 자퇴를 권유하거나 출산 후 복학을 권유31.8%하여 그들의 학력은 중·고등학교 중퇴인 경우가 많았습니다.

제가 상담했던 초등학교 교사는 "6학년 남자아이 중에 화장실에서 여자아이와 섹스를 하려는 아이들이 있다"고 말씀해줬습니다. 그 행동이 섹스라는 것을 아는 여자아이는 스스로를 방어하겠지만 무엇인지 잘 모르는 여자아이는 장난인 줄 알고 응하게 될 지도 모릅니다. 2013년 질병관리본부가 밝힌 성경험이 있는 우리나라 청소년의 첫 성경험 평균 나이는 12.8세로 초등학교 5~6학년입니다. 물론 이것은 섹스를 경험한 청소년들의 평균입니다. 남녀 모두에게 최소한 콘돔의 정확한 사용법이라도 되도록 빨리 알려줘야 할 것 같습니다.

몇 살 때부터 섹스를 해도 될까요?

섹스를 시작하기에 가장 적합한 나이는 몇 살일까요? 사람들은 저마다 다른 나이를 말합니다. 섹스에 적합한 나이가 있다면 성교육은 몇 살 때부터 어떤 내용으로 배워야 할까요? 많은 사람들은 이런 얘기를 할 때 자신의 경험에 비춰서 생각을 하거나 다른 나라의 예를 들면서 타당성을 말합니다. 자신의 경험에 비춰서 말하는 분께 하고 싶은 말은 각자의 경험을 일반화해서는 안 된다는 것이고, 다른 나라의 예를 드는 분께 하고 싶은 말은 아마 그 나라도 섹스에 대한 의견이 각양각색일 수 있다는 것입니다. 제 생각은 섹스로 인해 피해를 당하지 않을 정도로 가능한 빨리 알아야 한다는 것입니다. 또한 섹스의 방식을 제대로 알려주는 것도 중요하다고 생각합니다.

섹스에 대해 올바로 판단하기에는 어린 나이에 너무 빨리 알려주는 것은 부작용이 있을 수 있다고 생각한다면 성폭행과 관련된 기사를 검색해보십시오. 현실은 생각보다 더 잔혹합니다. 성폭행 범죄자는 가족, 친척, 주변인, 종교인, 교사, 친구 등 주변의 가까운 사람일 수 있고, 이들은 성에 대한 인식이 제대로 자리 잡기 이전인 우리의 자녀들을 지켜보고 있기 때문입니다. 섹스가 무엇인지도 모르는 아이가 성폭행을 당했다거나 임신에 대해 잘 알지 못하는 상태에서 아기를 낳고 화장실에 버렸다는 기사를 볼 때마다 성교육은 빠를수록 좋다고 생각합니다. 질염으로 엄마와 함께 내원한 중·고등학생 딸에게 엄마가 나간 뒤 물어보면 섹스 경험이 있는 경우가 종종 있습니다. 콘돔 없이 관계를 가져 성병이나 질염에 걸린 경우도 많습니다. 구토 증상으로 친구와 왔던 고등학생이 입덧 중이었던 경우도 있고, 복통으로 엄마와 왔던 중학생은 분만에 의한 산통이었던 경우도 있습니다.

남성은 13~16세가 되어야 정액 생산이 가능하지만 발기는 뱃속에서부터 가능합니다. 여성은 11~14세가 되면 언제든 임신을 할 수 있습니다.

「2012년 청소년 유해환경 접촉 종합실태조사」를 보면 성경험이 있는 청소년들이 처음 섹스를 한 평균 연령이 15.1세인 것으로 나옵니다. 설문에 응한 464명의 청소년 중 7.6%는 초등학교 때 첫 성경험을 했으며 절반가량이 중학교 때 경험_{중 1 - 11.8%, 중 2 - 17.4%, 중 3 - 20.1%}한 것으로 나옵니다. 또 2005년부터 질병관리본부가 조사한 바에 따르면 성경험이 있는 청소년의 첫 성경험 평균 나이는 13.6~13.9세였고 2013년에는 12.8세로 더 어려졌습니다. 이 나이는 평균일 뿐으로 평균보다 더 빠른 나이에 임신할 수 있습니다. 아무리 이런 얘기를 해도 우리 아이는 괜찮을 것이라고 생각합니다. 저도 제 아이들은 괜찮다고 믿고 싶습니다.

그럼 섹스를 해도 된다고 사회적으로 합의된 나이, 즉 법적으로 인정된 나이는 몇 살일까요? 영국과 이탈리아는 16세입니다. 미국에서는 하와이는 14세, 다른 주는 18세입니다. 그렇다면 대한민국은 몇 살일까요? 조사에 의하면 첫 경험의 평균 나이가 15.6세였는데 이들의 섹스는 합법이었을까요?

2010년 10월, 30대 여교사가 담임을 맡은 중학교 3학년 남학생과 성관계를 한 사실이 밝혀져 세상의 이목을 끌었습니다. 또 2010년 11월에는 20대 남교사가 담임을 맡은 여중생과 수차례 성관계를 가진 것으로 밝혀졌습니다. 이 두 교사는 엄청난 사회적 지탄을 받았습니다. 그렇다면 법원에서 이들에게 내려진 처벌은 어느 정도였을까요? '아동·청소년의 성 보호에 관한 법률'에 따르면 13세 이상 아동과 합의하에 한 섹스는 형사 처벌을 할 수 없습니다. 적어도 법적인 측면에서 대한민국은 영국이나 이탈리아, 미국보다 섹스에 관해 더 개방된 나라입니다. 그렇기에 첫 경험 15.6세는 합법적인 섹스입니다. 당신이 가지고 있는 섹스에 대한 생각은 사회적인 합의와 얼마나 간극이 벌어져 있는지요? 당신은 몇 살부터 섹스를 해도 된다고 생각합니까? 자위행위는 몇 살부터 추천하겠습니까? 미국의 경우 만 9~12세 아이들에게 자위행위는 괜찮다고 알려줍니다. 그리고 13~15세에는 섹스하기에는 이른 나이라고 알려주며, 15~18세의 고등학생들에게는 적절한 피임법을 알려주고 있습니다. 미국은 18세 미만의 청소년과 성인이 성관계를 가지면 성인이 처벌을 받습니다. 그럼에도 불구하고 15~18세의 고등학생에게 적절한 피임법을 알려줍니다.

2012년 7월에 합의된 성관계라 하더라도 16세 미만은 처벌을 하자는 법률 개정안이 추진되었지만 아직 통과되지 않았습니다. 형법상 성적 자기결정권을 갖고 있다고 판단되는 나이를 13세에서 16세로 올리려는 시도입니다. 이 법이 통과된다면 중학생과 섹스를 하면 법적인 처벌을 받게 됩니다. 고등학생과의 합의된 섹스는 괜찮습니다. 16세인 고등학생이 14세인 중학생과 섹스를 했을 때 14세 아이의 부모가 16세 아이를 고발하면 16세 아이는 성범죄자가 될 겁니다. 물론 법이 개정되었을 경우의 이야기입니다.

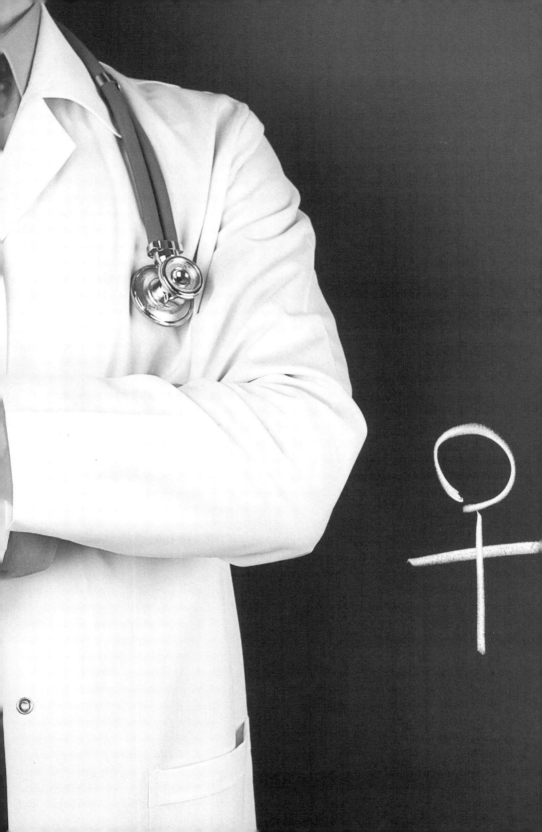

9

성생활과 관련된
질병

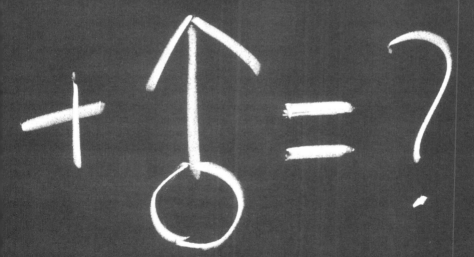

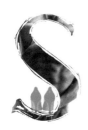

누구든 걸릴 수 있는 성병

──────── 엄마가 열다섯 살인 딸을 데리고 병원에 왔습니다. 딸이 친구들
이랑 놀러 다녀온 뒤로 질 분비물이 증가했다는 거였습니다. 엄마 앞에서
딸은 놀러 갔다가 팬티가 모자라 친구 팬티를 입었다가 질염이 생긴 것 같다
고 말했습니다.

검사실에서 보니 처녀막은 오래전에 손상된 상태였습니다. 딸은 1년 전
부터 성생활을 하고 있고 이번에는 콘돔을 썼다고 했습니다. 성병 검사 결
과 클라미디아가 나왔습니다. 이번에 콘돔을 제대로 쓰지 않아 걸렸을 수도
있고 그 이전부터 걸려 있었을 수도 있습니다. 딸은 콘돔 사용법을 잘 몰랐
습니다. 그저 남자친구가 알아서 했다고 말했습니다.

성 문화가 개방되면서 점점 더 많은 파트너를, 보다 어린 나이에 경험하고 있습니다^{사실 개방되기 전의 성 문화에서는 얼마나 빨리, 얼마나 많이 섹스를 했는지 모릅니다.} 그로 인한 폐해가 바로 성병의 전염입니다. 성병에 감염되면 남성은 증상이 빨리 나타나 알기 쉽지만 여성은 그 증상이 잘 나타나지 않거나 애매하게 나타나 치료가 늦어지고 합병증을 심각하게 겪을 수 있습니다. 성병은 조기에 발견되지 않으면 골반염 악화로 나중에 허리 통증, 불임 등의 문제를 일으킬 수도 있습니다. 요즘은 소변이나 질 분비물에서 얻은 세균의 PCR_{Polymerase Chain Reaction} 검사로 빠르고 정확하게 확인할 수 있으니 행여 의심되거나 걱정되면 병원에서 진료를 받길 바랍니다.

가끔 남편의 외도가 의심된다면서 병원에 오는 부인들이 있습니다. 남편과 섹스를 한 이후 분비물이 안 좋아졌는데 아무래도 남편이 외도한 것 같다면서 검사를 원합니다. 성병 검사 결과가 정상으로 나와 안심하면서 괜히 의심했다고 후회하는 경우도 있고, 성병으로 나와 문제가 되는 경우도 있습니다. 어느 쪽이든 빠른 검사를 통해 의심을 풀거나 성병을 치료하는 것이 몸과 마음을 빨리 회복하는 길이 될 겁니다. 그리고 모든 병이 그렇듯이 성병은 치료보다 예방이 더 중요합니다.

성병의 의학 용어는 Sexual Transmitted Disease_{STD}이지만 일반 용어는 Venereal Disease입니다. 글자에서 연상되듯이 사랑의 여신인 'Venus'에서 유래한 용어입니다. 사랑이 지나치면 병에 걸리는 걸까요? 성병을 인터넷에서 검색해보면 임질, 클라미디아, 유레아플라즈마, 곤지름, 매독, 에이즈 등 다양한 이름이 나옵니다. 이 다양한 성병의 증상들을 외우고 치료법을 공부할 필요는 없습니다. 성병은 그저 잘 예방하고 감염이 의심되면 바로 병원에 가서 검사하고 치료를 받으면 됩니다. 치료법은 의사가 공부하면 충분합니다. 여러분이 할 일은 예방법을 공부하고 실행하는 것이며 행여 감염이 된 것 같으면 바로 병원으로 가는 것입니다.

그런데 문제는 대부분의 성병에 증상이 없다는 것입니다. 어떤 환자는 "나는 아무런 증상도 없는데, 남자친구가 요도염에 걸렸다며 나도 검사를 받아야 한다고 한다. 내가 왜 이런 검사를 받아야 하는지 모르겠다"고 합니다. 이 정도면 정말 다행인 경우입니다. 몹쓸 애인들은 자신이 성병에 걸렸다는 사실을 파트너에게 말하지 않습니다. 그 결과 자신이 성병에 걸린 줄 모르고 지내다가 질염이나 골반염으로 악화되고, 심한 경우 불임이 되거나 생명까지 위험해질 수 있습니다. 치료가 되더라도 후유증으로 평생을 고생할 수도 있습니다. 성병 중 곤지름첨규 콘딜로마은 성기 주변에 사마귀가 생기고 헤르페스는 성기 주변에 물집이 잡히는 병변이 보이기에 진단을 내릴 수 있습니다. 그나마 잘 봐야 보입니다. 불 끄고 섹스하면 보이지 않습니다. 이처럼 눈에 보이는 질병의 경우 환자들은 이번 파트너가 원인인지 예전 파트너가 원인인지 궁금해합니다. 이는 의사도 모르는 내용입니다. 확실히 알려면 모든 섹스 파트너를 검사해야 합니다. 예전 파트너에게 감염되었다면 그 이후에 만난 파트너들도 감염이 되었을 테니 이전 섹스 파트너들에게 알려서 모두가 치료를 받게 하는 것이 의학적으로는 옳은 일입니다. 하지만 현실적으로는 어려운 일이니 지금의 파트너만이라도 치료를 받게 하는 것이 중요합니다. 그것이 파트너에 대한 도리이기도 하고, 만약 본인만 치료를 받는다면 다시 섹스를 통해 재감염이 될 것이기 때문입니다. 증상이 있는 성병은 그나마 다행이지만 대부분의 병은 겉으로 병변이 나타나지 않을 수 있습니다. 콘돔 없이 섹스를 한 적이 있다면 한 번 정도는 성병 검사를 받아보는 것이 당신과 연인을 위한 좋은 선택입니다.

한번은 결혼을 앞둔 여성이 분비물 이상으로 성병 검사를 받았는데 이상 소견이 나왔습니다. 약혼자는 그녀에게 몹쓸 말을 하며 파혼을 요구했습니다. 괜히 검사를 해서 파혼을 당했다고 그녀는 결국 울음을 터트렸습니다. 이전에 다른 남자랑 관계를 가진 적이 있는데 매우 오래전이라고 했습니다. 저는 "남편이 될 뻔한 그 사람에게서 전염되었을 수도 있고, 이전에 감염되었더라도 그 정도도 감싸 안을 수 없는 남자인가보다"고 말을 해줬습니다. 연인과 헤어졌다면 새로운 연인과 사귀기 전에 성병 검사를 받아보는 것도 좋겠습니다.

가장 이상적인 것은 새로 만나서 섹스를 하기 전에 성병 검사를 하고, 정상임을 확인한 후 6개월 정도는 콘돔을 사용하다가 6개월 뒤 다시 성병 검사를 하고 정상임을 확인한 후 임신을 해도 상관이 없다면 콘돔 없이 섹스를 하는 것입니다. 에이즈의 경우 감염이 되더라도 검사 결과가 양성으로 나오는데 3개월 정도가 걸리기 때문입니다. 성병으로부터 우리 몸을 안전하게 보호하려면 이 정도는 하는 게 좋겠습니다. 아무리 그렇게 해도 6개월 후에 성병에 감염된 다른 사람과 섹스를 하고 다시 연인과 섹스를 하면 성병에 걸리는 건 막지 못합니다. 그렇기에 늘 성병을 염두에 두고 안전한 성생활을 해야 합니다. 한 쌍의 예비 신랑신부가 결혼을 앞두고 건강검진을 받았다고 합니다. 신부 집에 보낼 함에 건강검진 결과지를 넣기로 하고 둘이 각자 검진을 받았는데 그 결과에서 비정상으로 나온 것이 하나 있었습니다. 둘 다 에이즈에 감염된 상태였다고 합니다. 한 명이 해외 근무를 한 적이 있는데 아마도 그때 감염이 된 것으로 추측하고 있었습니다. 섹스란 게 그렇습니다.

콘돔으로도 막을 수 없는 성병이 있다면

————— 제 누님은 새우 같은 갑각류를 먹으면 온몸에 두드러기가 일어납니다. 증상이 심해서 응급실에 간 적도 있습니다. 제 형님은 복숭아를 먹거나 털을 만지면 두드러기가 일어나 온몸을 긁습니다. 다행히 저는 새우도 복숭아도 잘 먹습니다. 제가 가지고 있는 두드러기 인자는 따로 있습니다. 그건 성병의 일종으로 콘돔으로도 막을 수 없습니다. 바로 털에 기생하는 사면발니입니다. 검사실에서 사면발니를 보면 저는 온몸이 가려워지는 것을 느낍니다. 아직 사면발니를 앓은 적이 없는데도 그렇습니다. 하지만 그것이 얼마나 가려운 질병인지는 책과 환자를 통해 알고 있습니다. 사면발니로 오셨던 환자들의 가려워 긁다가 피까지 맺힌 피부병변이 말해주기 때문입니다. 이 글을 쓰고 있는 지금도 온몸이 가려워지고 있습니다. 이 무슨 직업병일까요.

사면발니는 이의 일종입니다. 사람 음부의 털 속에 기생하면서 피를 빨아 먹는데, 물리면 가려움 발진을 일으킵니다. 어렸을 때 제 머리에는 이가 있었습니다. 적당히 긁으며 지내다가 한 달에 한 번 정도 온 가족이 모여 참빗으로 머리를 구석구석 빗었습니다. 이와 서캐가 바닥에 떨어지면 잡아서 손톱으로 눌러 톡톡 죽이는 건 꽤 재미있는 놀이이기도 했습니다. 하지만 사면발니가 털에 붙어서 다리를 움직이는 모습을 본 뒤로 재미는커녕 몸이 가려워졌습니다.

사면발니를 치료할 목적으로 털을 깎는 분들이 있는데 살에 붙어있던 사면발니나 피부 속에 있던 서캐가 남아 있을 수 있으니 올바른 치료가 아닙니다. 사면발니를 죽이는 치료약이 있으니 병원에 가서 치료받길 바랍니다. 그리고 서캐가 부화하는 데는 1주일이 걸리니 1주일 뒤에 한 번 더 약을 사용해야 합니다. 그리고 중요한 것은 사면발니 이외의 다른 성병에 감염되지 않았는지 검사를 하는 것입니다. 또한 당신의 섹스 파트너도 꼭 치료를 받아야 합니다.

제가 봤던 최고령 사면발니 환자는 65세 여성이었습니다. 남편이 공원에서 다른 여자랑 관계를 가진 것 같다고 말씀하셨습니다. 모든 성병을 콘돔으로 막을 수는 없습니다. 페니스나 질 안 이외의 부위에 감염되어 있는 성병은 콘돔의 방해를 벗어난 상태이기 때문입니다. 사면발니, 헤르페스, 곤지름 등은 콘돔으로는 예방이 안 되는 병입니다.

섹스로 전염될 수 있는 B형 간염

──────── 우리나라에는 B형 간염이 상당히 많이 퍼져 있습니다. 일반 건강검진에서도 B형 간염의 감염 여부와 항체 보유 여부를 확인할 정도입니다. B형 간염은 왜 이렇게 많이 퍼져 있을까요?

B형 간염의 전파를 막기 위해 권고되는 방법으로는 술잔을 돌리지 말 것, 칫솔은 각자 사용할 것, B형 간염 보균자인 산모의 아기는 분만 후 면역 글로블린을 맞게 할 것 등이 있습니다. 여기에 B형 간염 보균자는 콘돔을 써야 한다는 것을 추가해야 합니다.

B형 간염은 주로 혈액을 통해 전염됩니다. 수혈에 의해서 전염이 될 수

도 있지만 요즘은 사전 검사를 정밀히 하기에 전염되는 일은 거의 없습니다. 또한 분만을 통해 전염이 될 수 있기에 우리나라에 B형 간염 보균자가 많았던 것으로 생각됩니다.

미국 교과서에는 B형 간염이 성병의 일종으로 소개됩니다. 섹스를 통해 전염이 될 수 있기 때문입니다. B형 간염의 고위험군에는 동성애 남성이 속하고, B형 간염 환자와 섹스한 사람도 위험합니다. B형 간염 보균자들이 대부분 섹스를 통해 전염된 것이라는 의미는 절대로 아닙니다. 아직 B형 간염의 정확한 감염 경로는 밝혀지지 않았습니다. 하지만 본인이 B형 간염 환자이거나 파트너가 그렇다면 B형 간염의 항체가 없는 상황에서는 콘돔을 써야 합니다.

제가 아는 C형 간염 보균자 한 명은 원나잇을 좋아했습니다. 또 그는 콘돔 없이 섹스하는 것을 좋아했습니다. C형 간염 또한 B형 간염처럼 혈액에 의해 전염되고 섹스를 통해서도 전염될 수 있습니다. 다행인 것은 C형 간염은 B형 간염에 비해 섹스로 전파될 가능성은 낮다고 합니다.

모든 간염이 섹스로 전염되는 것은 아닙니다. A형 간염은 대변에 의해 전염되며 A형 간염 바이러스에 오염된 음식이나 물로 전염됩니다. 그렇기에 A형 간염은 삽입 섹스로 전염되기는 어렵습니다. 그럼 입으로 항문을 자극하다가 걸릴 수도 있는지 묻는다면 가능할 것이라고 답하겠습니다.

A형 간염과 B형 간염은 혈액 검사에서 항체가 없다면 예방 백신으로 항체를 만들 수 있습니다. 당신의 건강한 성생활을 위해 간염 백신을 맞길 권유합니다. C형 간염은 아직 예방 백신이 없습니다.

성생활과 관련되어 발병하는 자궁경부암

──────── 평균수명 100세를 바라보는 시대이지만 여전히 우리의 생명을 위협하고 있는 병이 암입니다. 그중 여성암 사망률 2위인 자궁경부암은 우리나라에서 하루 12명의 여성이 진단을 받고, 세 명이 사망에 이릅니다. 의학기술의 발전으로 조기에 발견되고 치료 효과 또한 높아졌지만 암을 극복할 수 있는 가장 좋은 방법은 예방입니다. 암에 대한 세계 최초의 백신으로 자궁경부암 예방 백신이 나왔고, 그 연구 결과는 우리에게 암을 이길 수 있다는 희망을 심어주고 있습니다.

자궁경부암은 성생활과 관련돼 발생하며, 가장 주요한 원인은 인유두종 바이러스Human papillomavirus, HPV: 이후 HPV로 표기이고, 흡연, 면역력 저하, 유전 인자 등이 영향을 미칩니다. HPV에 감염되면 자궁경부암 발생 위험도가 10배 이상 증가하며, 17세 이전에 성관계를 가진 여성, 여러 남성과 성관계를 가진 여성, 여러 명의 여성과 성관계를 가진 배우자를 둔 여성일수록 발생률이 높은 것으로 보고되고 있습니다.

주로 성관계로 전염되는 HPV는 모두 118가지 변종이 있으며, 성인 여성 약 80%에서 발견되지만 감염이 되더라도 증상은 거의 없으며 대부분 2년 안에 자연 치유됩니다. 자궁경부암을 유발하는 HPV, 즉 발암성 HPV는 모두 15종으로 HPV 16, 18이 가장 많이 일으킵니다. 그 외 외음부의 사마귀 병변 HPV 6, 11이 발견되는데 이들에 의해 자궁경부암이 발생된 경우는 적습니다.

HPV는 여러 가지 면역 회피 기전을 가지고 있어 감염되더라도 항체 형성이 늦고 약 50~60%에서만 항체가 생성되는 것으로 알려져 있어 HPV에 재감염되더라도 제대로 작용하지는 않습니다.

HPV 감염률이 최대_{약 20%}에 이르는 시기는 약 25세 이전이며 25~55세 여성의 발암성 HPV 감염률은 약 5%이고 나이가 들수록 새로 감염될 확률은 감소하지만 지속 감염의 가능성은 증가하는 걸로 알려져 있습니다.

암 백신은 암 세포 표면의 항원을 인식해 몸 속 면역 세포가 암 세포를 공격하도록 만들 수 있지만 자궁경부암은 HPV와 연관되어 있기 때문에 HPV에 대한 백신을 개발하면 자궁경부암을 예방할 수 있다는 생각으로 머크 사가 2006년에 가다실을, GSK는 2007년에 서바릭스를 내놓았습니다. 자궁경부암 예방 백신은 HPV 감염과 암의 전 단계인 상피이형성증을 예방해 약 80~90%의 자궁경부암을 예방할 수 있습니다. 백신은 모두 세 번에 걸쳐 어깨에 근육 주사로 접종합니다. 10~14세 사이는 두 번 접종으로 충분하니, 14세 이전에 빨리 맞는 것이 좋습니다.

처음 백신이 나왔을 때는 9~26세의 성경험이 없는, 즉 HPV에 감염되지 않은 여성에게 접종하는 것을 권유했습니다. 하지만 다수의 연구가 55세 이전의 성경험이 있는 여성이라도 백신을 통해 HPV의 지속 감염과 재발을 감소시키는 데 도움이 된다고 밝혀 현재는 성관계 여부와 상관없이 55세까지 접종하고 있습니다. 접종 도중에 임신을 한다면 분만 후에 나머지 접종을 받으면 됩니다.

미국 FDA는 가다실에 대해 HPV 16, 18로 유발하는 항문암과 HPV 6, 11, 16, 18형이 유발하는 항문 상피 내 종양에 대한 적응증을 추가 승인해 남성도 적용 대상에 포함시켰습니다. 얼마 전 28세 남성이 가다실을 맞고 갔습니다. 여자친구가 주사를 안 맞으면 섹스를 하지 않겠다고 했기 때문이었습니다. 발암성 HPV가 구강 성교를 통해 옮겨져 인두암의 발생이 늘고 있다는 연구 결과들이 있어 자궁경부암 예방 백신으로 인두암 예방 가능성에 대한 연구도 진행 중입니다.

HPV에 감염되더라도 자궁경부암이 발생하는 데는 15년 이상이 걸리기에 정기적인 검사로 자궁경부암이 줄어들고 있습니다. 대한산부인과학회는 성경험이 있어 처녀막 손상 가능성이 없고 HPV에 노출될 수 있는 20세 이상의 모든 여성에게 1년 간격으로 자궁경부 세포 검사를 권유하고 있으며, 열 살이 넘으면 자궁경부암 예방 백신을 맞을 것을 권고하고 있습니다. 자궁경부암은 예방 백신을 맞고 정기적으로 검사를 하면 예방할 수 있습니다. 생명을 위협하는 암을 백신으로 예방할 수 있는 환상적인 시대에 우리는 살고 있습니다.

이젠 구경도 하지 못하는 질병 중에 천연두가 있습니다. 천연두는 세계보건기구가 박멸하여 이제 지구상에서 사라졌습니다. 그리고 지금은 소아마비를 박멸하기 위해 노력 중입니다. 우리나라에는 소아마비가 거의 없습니다. 정부에서 소아마비 백신을 필수 예방 접종으로 선정하여 모든 아이에게 접종하고 있기 때문입니다.

우리나라에서는 소아마비를 거의 박멸했지만 인도는 아직입니다. 아툴 가완디Atul Gawande는 『닥터, 좋은 의사를 말하다』를 통해 세계보건기구 소속의 인도 의사 바트나가르가 인도의 소아마비를 박멸하기 위해 오지를 찾아다니며 백신을 맞추는 과정을 소개했습니다. 그중 소아마비에 걸려 다리를 움직이지 못하게 된 아이 엄마의 반응은 우리를 속상하게 만듭니다. 바트나가르는 아이의 엄마에게 소아마비 경구용 백신을 받은 적이 있는지, 물약을 받고도 먹이지 않은 것은 아닌지 물었습니다. 아이의 엄마는 "아이가 아프기 몇 주 전에 보건 담당자가 물약을 가지고 찾아왔다"고 말했습니다. 그러나 아이의 엄마는 다른 아이들이 물약을 먹고 열이 났다는 이야기를 듣고 백신 접종을 거부했다고 합니다. 그 순간의 잘못된 선택으로 아이는 다리를 못 움직이게 되었습니다. 그녀는 깊은 슬픔과 후회 속에 아이를 안고 있었습니다. 백신의 효과와 부작용도 아닌 부작용을 잘못 이해한 그 엄마를 저만 안쓰럽게 생각하진 않을 겁니다.

「타임」에서는 2006년 세계 10대 발명품으로 자궁경부암 예방 백신을 선정했습니다. 그리고 현재 캐나다, 호주, 영국 등에서는 여성들에게 무료로 자궁경부암 예방 백신을 보급하고 있습니다. 하지만 우리나라에서는 유료로 맞아야 합니다. 우리나라는 캐나다, 호주, 영국에 비해 자궁경부암 발병률이 높습니다. 그런데도 여성들이 접종을 주저하는 이유는 비싼 비용 때문이기도 하지만 부작용 때문일 겁니다. 우리나라에 알려진 부작용은 일본의 사례 때문입니다. 일본에서는 무료 접종을 하던 도중 급성파종성척수염과 길랑바레증후군 등이 발생한 경우가 있어 무료 접종을 중지하겠다고 발표했습니다. 그런데 그 부작용의 발병률은 0.01%였고 그 연관 관계도 알려져 있지 않습니다. 오히려 주사를 맞지 않은 여성에게서 해당 질병이 더 발생했다는 보고도 있습니다. 그렇게 보면 백신이 부작용으로 일컬어진 질병의 발병마저 억제했다고 생각할 수도 있습니다. 어쨌든 일본의 사례와 상관없이 캐나다, 호주, 영국에서는 여전히 국가에서 무료 접종을 하고 있습니다. 우리가 소아마비 예방 접종을 무료로 하는 것과 마찬가지입니다. 소아마비에 걸리면 심한 경우 호흡 기능이 마비되어 사망에 이르기도 하며, 흔하게는 팔, 다리 근육이 마비되어 근육의 기능을 잃게 됩니다. 자궁경부암이 진행되면 대부분 자궁을 제거해야 하거나 사망에 이르기도 합니다. 소아마비 백신 역시 부작용이 걱정되지만 우리는 소아마비 백신을 무료 접종하고 있습니다. 자궁경부암 예방 백신을 맞으면 어깨가 아플 수 있지만 자궁경부암을 예방할 수 있습니다.

저는 딸이 둘 있는데, 그 아이들이 열 살이 넘으면 백신을 맞게 할 생각입니다. 제 아내와 누님들은 30세가 넘었고 55세 이전이기에 백신을 맞게 했습니다. 부작용은 없었습니다. 당신과 가족들은 어떠신지요? 우리나라는 자궁경부암이 많이 발생하는 국가입니다. 자궁경부암 백신에 대해서는 우리나라의 수준이 소아마비를 대하는 인도의 수준인지도 모르겠습니다.

다행히 2016년부터 정부에서 자궁경부암 백신을 국가 예방 백신에 포함시켰습니다. 이제 우리나라도 자궁경부암 발생률이 낮아질 것입니다. 12세 이하에서만 무료접종이긴 하지만 정말 다행입니다. 이젠 잘못 알려진 주사 부작용의 언급은 없을 테니까요.

B형 간염은 엄마에게서 태아에게 수직으로 감염될 수 있으며, 매독과 에이즈 또한 수직으로 감염될 수 있습니다. 그런데 흥미로운 연구가 있습니다. 관동의대 제일병원 김태진 교수의 연구에 따르면 인유두종 바이러스HPV에 감염된 산모가 분만한 아이 72명 중 15명의 입 안에서 HPV가 검출되었습니다. 이 중 14명은 자연 분만이었고, 한 명은 자연 분만을 시도하다가 실패하여 제왕절개 분만을 한 경우였습니다. 다행히 분만 2개월 후에 다시 입 안에 HPV가 있는지 검사를 해보았는데 모두 검출되지 않았습니다. 일반적

으로 자연 분만을 하면 제왕절개 분만을 했을 때보다 HPV에 전파될 가능성이 1.8배 정도 더 높습니다. 결국 HPV는 분만 시에 신생아에게 전염될 수 있고 그 결과 소아에게 생식기 사마귀, 후두 유두종, 결막 유두종 등이 발생할 수 있습니다. 이렇게 말하면 HPV에 감염된 산모들은 자연 분만을 하면 안 되는 건지 걱정이 될 겁니다. 하지만 분만 시 HPV에 감염되면 다양한 합병증이 발생할 수 있지만 그 가능성은 매우 낮고, 다행히 입 안의 HPV는 모두 사라졌다는 것을 알아야 합니다. 결국 임신을 염두에 둔 여성이 할 수 있는 일은 자궁경부암 예방 백신을 맞는 일일 겁니다.

현재 HPV로 발생하는 자궁경부암은 국내 여성의 암 발생률 7위이지만 조기에 발견되는 상피내암까지 합치면 1위입니다. 세계보건기구WHO는 2014년 12월 자궁경부암 백신을 국가 접종 사업에 포함시켜 무료로 접종시키기를 권유했고 대한민국은 2016년부터 시행하고 있습입니다.

연가시 같은 헤르페스

──────── 2012년 김명민 씨가 주연한 영화 〈연가시〉는 '연가시'라는 기생충에 대한 두려움을 사람들에게 심어주었습니다. 연가시 유충에 감염된 모기 유충이 모기가 되어 물에서 지상으로 이동해 메뚜기나 사마귀 등의 곤충에 잡아먹히면 연가시도 메뚜기나 사마귀의 몸으로 이동합니다. 성체가 된 연가시는 곤충을 물가로 유인하는 신경 전달 물질을 분비해 곤충이 스스로 물에 뛰어들어 자살하게 하고 이때 탈출하여 물속에서 생활하며 다른 연

가시를 만나 교미 후 산란하고 죽습니다. 그리고 연가시 유충은 같은 생활사를 반복합니다. 영화 〈연가시〉는 변종 연가시를 만들어 인간에게 감염시킨 후 감염된 인간들이 극도의 갈증을 느끼게 만들어 물에 뛰어들어 자살하게 한다는 내용의 재난영화입니다. 영화는 영화일 뿐 실제로 연가시가 사람에게 같은 작용을 일으킨 적은 없습니다. 연가시는 곤충에 최적화되어 있기 때문입니다. 학생 때 성충, 알, 제1유충, 제2유충 등 정말 복잡한 기생충의 생활사를 배우며 '기생충이 번식하려면 운이 좋아야 하는구나'라는 생각을 했었습니다. 하지만 연가시처럼 기생충이 숙주를 조종하면 더 쉽게 번식할 수 있습니다. 연가시는 자신의 유전자를 퍼트리는 것에 최적화되어 숙주를 조종할 수 있는 신경 전달 물질을 분비하게 되었습니다. 숙주가 죽는 것은 아무것도 아닌 거지요. 연가시 같은 기생충이 인간과 함께 살아가고 있지는 않을까요?

성병을 일으키는 균들도 기생충과 같이 유전자를 퍼트리고 싶어합니다. 성병의 유전자를 퍼트리기 위해서는 숙주인 인간이 성관계를 더 자주 가지게 해 파트너에게도 퍼트리고 임신을 통해 2세에게도 전파시키게 해야 할 겁니다. 만일 성병이 너무 강해서 숙주인 인간이 성생활도 하지 못할 정도로 몸이 약해진다면 성병의 유전자는 퍼지기 어려울 겁니다. 에이즈가 처음 발견되었을 때와 지금 에이즈를 대하는 우리의 자세는 크게 달라졌습니다. 현재 에이즈는 건강만 유지된다면 생명에는 지장이 없을 정도로 조절되고 있습니다. 에이즈 자체만으로는 죽음에 이르지 않습니다. 의학의 발전으로 치료 효과를 보고 있기 때문이지만, 어떤 부분에서는 숙주인 인간을 죽일 수 있는 강력한 에이즈는 더 퍼지지 못하고 사라졌고 섹스를 지속적으로 할 수 있는 정도로만 인간에게 영향을 끼치는 약한 에이즈 바이러스만이 살아남은 것인지도 모릅니다.

샤론모알렘Sharon Moalem의 저서 『아파야 산다』에는 바이러스와 신경계를 연구한 캐럴라인 하탈스키Carolyne G. Hatalski와 이언 립킨W. Ian Lipkin의 헤르페스 바이러스에 대한 연구 결과가 나옵니다. 그 결과에 따르면 피부에 수포를 형성하는 헤르페스 바이러스는 성기에 전달되는 감각을 조절함으로써 숙주가 성행위를 많이 하도록 하고 이를 통해 바이러스 전염 확률을 높이는 것으로 보입니다. 명확한 관계가 규명된 것은 아니지만 그 가능성은 추측할 수 있습니다. 헤르페스 바이러스뿐만 아니라 다른 성병도 연가시처럼 작용하고 있는지도 모릅니다. 굳이 콘돔을 안 쓰겠다는 원나잇 상대가 있다면 섹스를 계속 할 것인지 그만둘 것인지 고민을 해봐야 할 겁니다.

즐겁게 섹스를 하는 방법을 알려주면서 섹스에 대한 두려움을 전달하는 이유는 우리의 본능적 행동에는 책임을 져야 할 결과가 있음을 알려드리고 싶기 때문입니다. 그 책임을 확실히 인지해야만 우리는 계속 행복할 수 있습니다.

임신 중 섹스와 자궁 적출 후 섹스

사랑하는 사람과 즐겁게 섹스를 한 결과로 임신이 되면 남녀는 약간의 혼동을 겪습니다. 전에는 둘만의 섹스였는데 이제는 그 사이에 태아가 있기 때문입니다. 태아를 위해 섹스를 잠시 멈춰야 하는지 다른 방법으로 해야 하는지 궁금해집니다. 임신으로 인한 자궁의 변화와 태아의 상황에 섹스가 미치는 영향을 잘 몰랐을 때는 임신 중 섹스를 권하지 않았습니다. 섹스가 임신 유지와 태아의 건강에 해로울 수 있다는 두려움 때문입니다. 하지만 모든 인류가 임신 중 섹스를 삼가는 것은 아닙니다. 임신 중에 섹스를 통해 정자를 공급해야 아기가 잘 성장한다고 믿는 부족도 있다고 합니다. 그들은 임신을 하면 더 많은 남성과 섹스를 했습니다. 생각의 차이가 결과의 차이로 나타납니다.

임신 중 여성은 상당한 호르몬 변화를 겪어 성욕이 더 왕성해지기도 합니다. 임신 초기에는 입덧으로 성욕이 꺾이기도 하지만 그 시기가 지나면 많은 경우 성욕이 증가하고 자궁과 질 쪽으로 혈액 공급이 많아져 오르가슴도 더 잘 느끼게 됩니다.

그럼에도 임신 중 섹스를 두려워하는 이유는 페니스의 피스톤 운동이 자궁과 태아에 악영향을 줄까 두려워하기 때문인데, 그런 영향을 주기에는 대부분의 페니스가 너무 짧습니다. 엄밀히 말하면 질이 너무 깁니다. 또 오르가슴으로 자궁이 수축하면 태아에게 영향을 주거나 자궁이 열릴까 우려하기도 하는데 태아는 양수 안에서 잘 보호 받고 있으므로 오르가슴 수축으로 영향을 받지 않습니다. 또한 자궁경부가 열리려면 수축을 수백, 수천 번은 해야 합니다. 수축의 힘도 훨씬 더 강해야 합니다. 단지 몇 번의 자궁 수축은 아무 영향도 못 주는 것으로 보입니다.

임신의 영향에 대해 많이 알고 있는 오늘날에는 임신 중 산모가 성욕을 참는 것보다는 배에 무리가 가지 않는 체위로 즐겁게 섹스를 하는 것이 좋다고 판단합니다. 임신 중 출혈이 보이는 경우나 36주가 넘어 산모가 몸을 가누기 힘든 정도가 아니라면 섹스는 문제 될 게 없습니다.

또 출산 후 섹스는 자연 분만 후 질이 회복되면 언제든 가능합니다. 분만 후 평균 6주가 지나면 다시 질 삽입 섹스를 할 수 있다고 알려져 있습니다. 출산 후에는 프로락틴의 영향으로 질이 섹스를 위한 준비가 잘 안 된 상태이므로 애액이 충분히 나온 상태에서 삽입 섹스를 즐겨야 하고, 삽입이 어렵다면 젤리를 사용합니다.

임신 중이나 출산 후 섹스에서는 여성이 할 마음이 있는지 없는지가 가장 중요합니다. 임신으로 몸이 힘들거나 육아로 인해 지칠 대로 지친 상태에서 남편이 일방적으로 요구한다면 섹스는 당연히 스트레스가 됩니다. 임신 상태나 출산 후 상태가 아니더라도 항상 중요한 것이 여성의 마음이라는 것을 남성들이 알면 좋겠습니다. 남편들은 섹스를 참느라 힘들다고 불평할 수 있는데, 아내는 육아로 섹스 생각마저 없을 수 있다는 것을 생각하면 아내를 괴롭힐 것이 아니라 어렸을 때부터 함께 해온 자신의 손을 이용하게 될 겁니다. 그럼에도 불구하고 다른 여성에게 성욕을 풀었다가 아내에게 성병을 감염시키는 경우를 가끔 봅니다. 그때 아내가 느낄 배신감을 한 번만이라도 생각해본다면 좋겠습니다.

임신과 출산에 절대적으로 필요한 기관인 자궁이 없어진 이후의 섹스는 어떨까요? 자궁경부와 질이 만나는 앞부분에 A-spot이라는 감각점이 있어서 섹스 시에 즐거움이 증가된다는 설도 있습니다. 또 자궁경부를 자극하면 오르가슴에 도달하기 쉬워진다는 이론도 있습니다. 하지만 제가 만난 분들 중에는 자궁경부를 움직이면 통증이 증가한다는 경우가 더 많았습니다. 그렇기에 자궁 근종 등의 질환으로 자궁을 적출한 후 섹스의 즐거움이 줄어드는 분도 있을 것이고 오히려 즐거워진 분도 있을 것입니다. 자궁을 적출한 후 임신에 대한 두려움이 사라져 섹스가 더 즐거워졌다는 여성이 30% 정도 된다는 논문이 있습니다. 지금 자궁이 없는 상황이라면 자궁으로 인한 통증이 사라져서 즐겁고, 원치 않는 임신에 대한 두려움 없이 섹스에 집중할 수 있다는 생각을 하면 도움이 될 것 같습니다.

자궁 적출 수술을 한 환자가 있었습니다. 자궁을 제거한 뒤 질 안을 실로 봉합했습니다. 회복되기 전에 질 안쪽에 강한 압력을 받으면 실밥이 터질 수 있어 회복하는 동안에는 섹스를 하지 말아야 합니다. 그래서 4주 동안은 삽입 섹스를 하지 말라는 설명을 전하고 4주 뒤 내원하도록 안내했습니다.

그런데 그분이 2주 만에 분비물이 너무 많이 나와 불편하다며 내원을 했습니다. 회복되는 과정에서 분비물이 증가할 수 있기에 괜찮을 거라고 설명하고 확인을 위해 질경을 넣어 질 안을 보았습니다. 그런데 놀랍게도 수술한 곳이 터져 있었고 대장인지 소장인지 분간하기 어려운 장운동이 보였습니다. 아주 드문 경우이므로 혹시 무슨 일이 있었는지 물으니 "하면 안 된다고 했는데 약하게 한다고 해서 어쩔 수 없이 섹스를 했다"고 답했습니다. 어쩔 수 없이 재봉합 수술을 해야 하는 상황이라 동의서를 받기 위해 보호자인 남편이 오실 수 있는지 물었습니다. 남편은 해외 출장 중이라 동의서는 받을 수 없다고 하셨습니다. "관계 후에 남편이 출장을 가셨군요"라고 했더니 "애인과 했어요"라며 굳이 안 하셔도 될 말을 하셨습니다. 누구와 관계를 갖건 제가 관여할 부분은 아니지만, 회복 후에 했다면 좋았을 겁니다. 그리고 질 삽입 이외의 섹스도 있다는 것을 생각했다면 더 좋았을 겁니다.

저는 야한 사람이 아닙니다

50대 부인이 답답해하며 상담을 했습니다. 술을 상당히 좋아하는 남편은 당뇨와 고혈압을 앓고 있었는데 발기 상태가 잘 지속되지 않았습니다. 그렇다 보니 부인이 안방에서 쉬고 있을 때 남편은 거실에서 야동을 보다가 발기가 되면 부리나케 부인에게 달려들었다고 합니다. 그런데 그 남편은 심한 조루였습니다. 발기가 되면 거칠게 질에 밀어넣었고 이렇다 할 섹스 행동도 없이 사정을 했습니다. 그 부인에게 섹스는 허무함이고 고통이었습니다. 그리고 짜증나는 샤워였습니다.

　섹스 때문에 힘들어하는 많은 분들에게 즐거운 섹스에 대해 얘기하고 싶었습니다. 그렇다고 제가 야한 사람이어서가 아닙니다. 열심히 섹스 얘기를 하고 있으면 "보기에는 점잖아 보이는데 엄청 야하시네요"라고 말하는 분들이 있습니다. 네, 저는 점잖아 보입니다. 그런데 섹스 생각을 하고 섹스 얘기를 한다고 야한 사람일까요? 섹스 생각을 하지 않고 사는 사람이 얼마나 될까요? 생각만 많이 하고 섹스 얘기는 전혀 하지 않는 사람은 많을 것 같습니다. 섹스에 대한 얘기를 자연스럽게 하는 분위기가 만들어진다면 우리가 갖고 있는 섹스에 대한 문제는 상당히 많이 해소될 겁니다.

저는 과학적이고 심리학적으로 접근해서 섹스 문제를 풀어보려 합니다. 인간의 본능은 식욕, 성욕, 수면욕입니다. 이 세 가지 본능이 저의 관심 분야입니다. 저는 야한 사람이라기보다는 인간의 학명인 '호모 사피엔스homo sapiens', 즉 생각하는 사람이기에 섹스에 대해서도 생각하는 사람입니다. 또 우리가 좀 더 행복해지길 바라는 사람입니다. 여러분도 그럴 것이라고 생각합니다.

지금보다 행복해지시기를 바랍니다

영화 〈늑대와 춤을Dances with Wolves〉이나 인디언의 멸망사를 적은 디 브라운D Brown의 소설 『나를 운디드니에 묻어주오Bury My Heart at Wounded Knee』에는 인디언식 이름이 나옵니다. 케빈 코스트너가 연기한 던바가 집 근처에 자주 나타나는 늑대와 노는 것을 보고 인디언들은 '늑대와 춤을'이라는 이름을 붙여줍니다. 던바와 사랑에 빠지는 여성의 이름은 '주먹 쥐고 일어서'입니다. 그 외에도 '검은 주전자', '붉은 구름', '열 마리 곰', '머리에 부는 바람', '새 걷어차기' 등 지금의 우리가 듣기에는 신기하고 재미있는 이름이 많이 나옵니다.

저도 인디언식 이름이 있습니다. 제게 수술 받은 환자분이 지어준 'Cordial hand'입니다.

처음 제가 진찰을 할 때 낯설고 무서운 검사실에서 걱정하지 말라며 자신의 왼쪽 무릎을 따뜻한 손으로 감싸줬을 때 cordial hand라는 느낌이 들었다고 합니다. 검사 후 안타깝게도 수술이 도움이 될 것 같다고 하자 환자분이 그럼 여기서 바로 하겠다고 해서서 제가 더 놀랐습니다. 가족들은 좀 더 큰 병원에 가서 알아보자고 했는데 환자분은 저에게 받고 싶다고 했습니다.

'Cordial hand'의 의미는 '진심에서 우러나는, 마음으로부터의, 따뜻한, 인정 있는 손'이란 뜻입니다. 저는 산부인과 의사라서 환자들이 가장 보이기 싫어하는 곳을 봅니다. 그렇기에 좀 더 조심해서 검사를 합니다. 그중 한 가지가 저의 오른손을 따뜻하게 해서 무서워하는 환자의 무릎에 얹어 온기를 느끼게 해주는 것입니다. 검사는 차가울 수밖에 없지만 검사를 하는 이는 따뜻한 사람이고, 저는 당신의 불편함을 최소한으로 하기 위해 노력하며 최대한 예우해서 검사하겠다는 의미를 담아 안심시키고자 함입니다. 이런 저의 의도를 그 환자분은 마치 제 마음을 들여다본 것처럼 알아봐줬습니다.

섹스에 대한 막연함으로 힘들어하고 있었다면 이 책이 당신에게 Cordial hand가 되길 바랍니다. 지금보다 더 행복해주세요!

이금정 올림

참고문헌 및 추천 자료

Aaron Paul Pierce. The Coital Alignment Technique : An Overview of Studies, *Journal of Sex & Martital Therapy*, 2000;26:257-268.

Channel 5. *A Girl's Guide to 21st Century Sex* [TV series]. United Kingdom: 2006.

Giuliano F, Patrick DL. Premature ejaculation: results from a five-country European observational study. *Eur Urol.* 2008 May;53(5):1048-1057.

HA Hirsch, O Kaser, FA Lkle. *Atlas of Gynecologic Surgery.* 3rd ed. Thieme; 1997.

Julia R Heiman, Joseph LoPiccolo. *Becoming ORGASMIC.* FIRESIDE; 1988.

Lindholmer C. Survival of human spermatozoa in different fractions of split ejaculate. *Fertil Steril.* 1973 Jul;24(7):521-526.

McCann, Rosas A. Boos S. (2003) "Child and adolescent sexual assaults(childhood sexual abuse)" in Payne-James, Jason; Busuttil, Anthony and Smock, William (eds). *Forensic Medicine: Clinical and Pathological Aspects*, Greenwich Medical Media. London: 460.

Robert Barrons, Dan Tassone. Use of Lactobacillus Probiotics for Bacterial Genitourinary Infections in Women: A Review, *Clin Ther.* 2008;30:453–468.

Roberts SC, Klapilová K, Little AC, et al. Relationship Satisfaction And Outcome in Women Who Meet Their Partner While Using Oral Contraception. *Proc Biol Sci.* 2012 Apr 7;279(1732):1430-1436.

Waldinger MD, Schweitzer DH. *Eur Urol.* 2008 Jun;53(6):1304-1305; author reply 1305-1306.

Williams. *OBSTETRICS.* 23rd ed. Mc Graw Hill; 2010.

강동우, 백혜경. *발칙한 동상이몽*. 동양books.

김동진. *선인들이 전해 준 어원 이야기*, 태학사.

닉 레인. 김정은. *미토콘드리아*. 뿌리와 이파리.

대한산부인과학회. *부인과학*. 제4판. 고려의학; 2007.

대한산부인과학회. *산과학*. 제4판. 군자출판사; 2007.

대한여성회음성형연구회. *여성회음성형학*. 가본의학; 2010.

루 파제. 서현정. *최고의 연인 그를 사로잡는 섹스 테크닉(How to Be A Great Lover)*. 미래의 창.

루 파제. 서현정. *최고의 연인 그녀를 사로잡는 섹스 테크닉(How to Give Her Absolute Pleasure)*. 미래의 창.

리처드 도킨스. 김명남. *지상 최대의 쇼(The Greatest Show on Earth)*. 김영사.

배리 R 코미사룩, 카를로스 비욜 플로레스, 비버리 휘플. 오르가슴연구회. *오르가슴의 과학*. 어드북스; 2007.

배정원. 여자는 사랑이라 말하고 남자는 섹스라 말한다. 한언.

샤론 모알렘. 김소영. 아파야 산다(Survival of The Sickest). 김영사.

샤론 모알렘. 정종옥. 진화의 선물 사랑의 작동 원리(How Sex Works). 상상의 숲.

세리 로커. 이주인, 이일범. 어메이징 섹스. 신아사.

송미현, 류지연. 여의사가 알려주는 기분 좋은 섹스. 프리렉.

신디 메스턴, 데이비드 버스. 정병선. 여자가 섹스를 하는 237가지 이유(Why Women Have
        Sex). 사이언스 북스.

아담 토쿠나가. 손민서. 슬로우 섹스. 바우하우스.

애드리언 포사이스. 진선미, 성의 자연사(A Natural History of Sex: The Ecology and Evolution of
        Mating Behavior). 양문.

크리스토퍼 라이어, 카실다 제타. 김해식. 왜 결혼과 섹스는 충돌할까(Sex at Dawn). 행폭포럼.

홍성묵. Good Sex & Good Life. HWB.